SpringerWienNewYork

Maria Hengstberger

Gynäkologie von Frau zu Frau

Fragen, Antworten
und Ratschläge

Zweite, überarbeitete Auflage

SpringerWienNewYork

Prof. Dr. Maria Hengstberger, Frauenärztin und Entwicklungshelferin

© 2005, 2007 Springer-Verlag/Wien · Printed in Austria

SpringerWienNewYork ist ein Unternehmen von

Springer Science+Business Media

springer.at

Umschlagbild: Ferdinand Bertl

Layout: Harald Sedlak, Springer-Verlag/Wien

Druck: Holzhausen Druck & Medien GmbH, 1140 Wien, Österreich

Gedruckt auf säurefreiem, chlorfrei gebleichtem Papier - TCF

SPIN: 12018741

Mit 41 Abbildungen und 43 Grafiken

Bibliografische Information Der Deutschen Nationalbibliothek

Die Deutsche Nationalbibliothek verzeichnet diese Publikation in der Deutschen Nationalbibliografie; detaillierte bibliografische Daten sind im Internet über http://dnb.d-nb.de abrufbar.

ISBN 978-3-211-70832-3 SpringerWienNewYork

ISBN 978-3-211-28802-3 1. Aufl. SpringerWienNewYork

Dieses Buch widme ich allen Spendern
und ehrenamtlichen Mitarbeitern der Aktion Regen,
denen gynäkologische Wissensvermittlung
und weltweite Aufklärung über Familienplanung
ein besonderes Anliegen ist.

Danksagung

Ich danke auch im Namen der Aktion Regen den folgenden Kollegen für die fachliche Begutachtung verschiedener Themen:

Univ.-Prof. Dr. Gerhard Breitenecker:„Gynäkologischer Krebsabstrich"

Univ.-Prof. Dr. Frank Girardi:„Die Erosion"

Univ.-Prof. DDr. Johannes Huber: Test „Osteoporose",„Brustschmerzen",
  „Die Stresszyste"

Ass.-Prof. Dr. Markus Metka: Test „Vorwechsel"

Prim. Univ.-Prof. Dr. Heinrich Salzer:„Das Myom",„Ein Schutzhaus gegen den Krebs",
  „Papex-Applikator"

Ich möchte mich bei allen Mitarbeitern bedanken, die ehrenamtlich bei der Entstehung dieses Buches mitgeholfen haben.
Mein besonderer Dank gilt den Grafikern *Hermann Cech* und *Ingeborg Dockner*, den Fotografen *Ferdinand Bertl, Helmut Kristinus, Franz Xaver Lahmer, Horst Wetzstein* und meinen Freundinnen und ehrenamtlichen Mithelferinnen *Andrea Burgstaller, Dr. Gabriele Hintermeier, Maria Kristinus, Patricia Maier, Maria Ratzinger* und *Dorothea Resch.*

Ein besonderes Anliegen ist es mir auch, mich bei meinen engsten Mitarbeiterinnen *Brigitte Bauer* und *Angelika Lackner* sowie bei meiner Lektorin *Mag. Christina Maria Hack* für die Mithilfe bei der Bearbeitung und Gestaltung dieses Buches zu bedanken.

Vorwort

Im Laufe meiner langjährigen Tätigkeit als Frauenärztin hat sich der Schwerpunkt meiner Arbeit auf zwei besondere Anliegen konzentriert. Zum Einen ist es mir wichtig, Wege zu finden um scheinbar schwieriges gynäkologisches Fachwissen für Frauen in aller Welt so aufzubereiten, dass sie vom Fortschritt der Medizin profitieren können. Ich glaube, dass es mir besonders in Entwicklungsländern gelungen ist, mit der Erfindung der Geburtenkontrollkette als einfacher Lehrbehelf sogar Analphabeten den weiblichen Zyklus mit seinen fruchtbaren und unfruchtbaren Tagen verständlich zu machen. Wissen vermitteln heißt Freiheit weitergeben!

Aber nicht nur in Entwicklungsländern, sondern auch in unseren „reichen" Ländern fehlt es vielen Frauen an dem nötigen Wissen über wichtige gynäkologische Neuentwicklungen, insbesondere auf dem Gebiet der Hormonlehre. Diese Information muss jedoch so einfach erklärt werden, dass auch einer Frau ohne medizinische Vorbildung Hilfe zur Selbsthilfe möglich ist. Durch bildhafte Erklärungen, leicht verständliche Fragebögen und praxisgerechte Vorschläge habe ich mich deshalb bemüht, auf die häufigsten gynäkologischen Probleme der Alltagspraxis so einzugehen, dass häufige Diagnosen, die sehr verunsichern können, von allen Frauen verstanden werden. Dieses Buch ist kein Nachschlagewerk, sondern ein gynäkologischer Ratgeber, der von Frau zu Frau, aus der Praxis für die Praxis geschrieben wurde.

Mein zweitwichtigstes Anliegen ist es, mit aller Deutlichkeit auf die Zusammenhänge zwischen gynäkologischen Erkrankungen und mangelnder Stressbewältigung hinzuweisen. Im Besonderen ist es wichtig, zu einer aktiven Brustkrebsvorsorge aufzurufen und dazu entsprechende Anregungen zu geben. Im Kapitel „Ein Schutzhaus gegen Krankheit und Krebs" werden Sie nachlesen, wie dieser Selbstschutz der Frau gemeint ist. Versuchen Sie in jedem Fall – trotz Stress von außen und Leid von innen – „bewusster" zu leben. Anhand eines Fragebogens, den ich gemeinsam mit den blinden Brustuntersuchungsschwestern für Sie ausgearbeitet habe, erkennen Sie rechtzeitig und auf einen Blick, wann Ihr Leben zu entgleisen droht und wann Ihre Gesundheit gefährdet ist. Als erste Hilfe soll Ihnen dann mein „Bewusstseinshaus" ein Schutzhaus sein. Vielleicht könnten Sie durch bewusste Änderung Ihres Lebensstils gerade noch rechtzeitig den Ausbruch einer Krebserkrankung vermeiden. Auch wenn Sie noch so oft zu Vorsorgeuntersuchungen gehen: Der Arzt stellt nur die Diagnose.

In diesem Sinne wünsche ich Ihnen, dass dieses Buch für Sie ein sinnvoller Ratgeber ist, in dem Sie praxisgerechte Hilfe finden um eine glückliche und gesunde Frau zu sein. Tiefes inneres Glück ist die Basis für wahre Gesundheit, deshalb hier mein letzter persönlicher Rat: Bemühen Sie sich täglich um Ihr Glück. Nichts erhält Sie gesünder, nichts stärkt mehr Ihre Abwehrkräfte. Ich selbst bin ein glücklicher Mensch. Deshalb lassen Sie sich von mir einen Rat geben, wie Sie dieses Glück erreichen können: Lieben Sie! Vor allem sich selbst, Ihre Familie, Ihre Nächsten, die Tiere, die Natur ... alles, was Sie umgibt. Wenn Sie wirklich unglücklich sind, suchen Sie einen Menschen, dem Sie eine Freude machen können und diese Freude wird zu Ihnen zurückkommen. Versuchen Sie mein Lebensmotto zu leben und auch Sie werden mit Glück und Gesundheit belohnt: Glücklich ist, wer glücklich macht. Indem Sie dieses Buch gekauft, gelesen oder vielleicht nur ausgeborgt haben, tragen Sie entscheidend zu meinem persönlichen Glück bei, denn eigentlich wollte ich Ihnen damit eine Freude machen. In diesem Sinne danke ich Ihnen für Ihr Interesse.

Ihre Maria Hengstberger

Inhalt

Teil 2
Ein Wunsch, der mir am Herzen liegt

Teil 1

Fragen, die Frauen am Herzen liegen

1

Ich habe Angst vor dem Krebsabstrich. Manchmal schmerzt er, manchmal blute ich danach. Was wird beim Krebsabstrich gemacht? Was bedeutet die Bewertung?

Der Abstrich wird nach seinem Erfinder, dem Biologen Papanicolaou, auch kurz PAP oder P.N., genannt. Ein korrekt abgenommener und befundeter Krebsabstrich gibt frühzeitig die Möglichkeit, das Vorstadium eines drohenden Gebärmutterhalskrebses zu erkennen und diesen durch einen minimalen chirurgischen Eingriff rechtzeitig zu heilen. Für keinen anderen Krebs gibt es ein ähnlich hoch effizientes Vorsorgekonzept. Über die Abnahmetechnik und Aussagekraft sollte jedoch auch die Patientin Bescheid wissen.

Was ist der gynäkologische Krebsabstrich?

Der gynäkologische Krebsabstrich ist ein Zellabstrich vom Muttermund der Gebärmutter. Ein korrekt abgenommener Abstrich muss 3 verschiedene Zelltypen enthalten. Zellen vom inneren und vom äußeren Anteil des Muttermundes sowie Zellen der Übergangszone.

Die Zellen werden mit einem speziellen Abnahmegerät abgenommen und auf einen Objektträger ausgestrichen. Anschließend wird der Krebsabstrich chemisch fixiert, nach Papanicolaou*) gefärbt und in einem Speziallabor unter dem Mikroskop genau untersucht (Zytologie). Schon geringste Veränderungen der Zellen, insbesondere der Zellkerne, können einen Hinweis auf eine spätere Erkrankung geben.

Wichtig ist die Abnahmezeit:

Besonders günstig ist die Abnahme des Krebsabstriches nach Ende der Regel bis etwa zur Zeit des Eisprunges (ca. 6.–11.Tag) und nach dem Eisprung bis knapp vor der Regel (ca. 19.–26.Tag). Blutige Abstriche sind für den Zytologen ebenso schwierig zu befunden wie sehr schleimreiche um die Zeit des Eisprunges (Ovulation).
Vorbereitung: Am Morgen des Tages, an dem Sie Ihren Arztbesuch planen, sollte die Scheide mit einer Unterdusche mit reichlich Wasser von Ausflussresten gesäubert werden. Bei starkem Ausfluss muss dieser zuerst behandelt werden.
Am Abend vor dem Krebsabstrich sollten Sie keinen Verkehr mehr haben.

Schmerzen und Blutungen sind möglich:

Je nach Abnahmetechnik und der Empfindlichkeit des Gewebes ist es möglich, dass die Abnahme des Krebsabstriches geringfügig schmerzt. Auch eine Blutung oder

---

*) Histologe, der diese Methode erfunden hat

bräunliche Abgänge noch Stunden nach der Abstrichabnahme sind möglich. Manchmal muss, besonders bei Frauen nach dem Wechsel, der Muttermund vor der Abnahme des Abstriches mit einer dünnen Knopfsonde etwas gedehnt werden, um die nach dem Wechsel besonders wichtigen Zellen auch vom inneren Anteil des Muttermundes abnehmen zu kann.

Die Einteilung des Krebsabstriches (PAP):

Über die Einteilung der Stadien des Krebsabstriches sollten Sie informiert sein, damit Sie bei einer Verständigung nicht unnötig beunruhigt sind, oder aber im Gegenteil den Befund bagatellisieren.

PAP I: normales Zellbild, dem Alter entsprechend

PAP II: kein Krebsverdacht, entzündliche oder veränderte Zellen oder Zeichen einer HP-Virusinfektion (siehe Seite 19), ev. Kontrolle nach Entzündungsbehandlung oder lokaler Östrogengabe zur besseren Zellbeurteilung

PAP III: unklarer Befund, schwere Entzündungszeichen lassen Beurteilung nicht zu, oder auffällige Zellen lassen ein Karzinom nicht ausschließen, kurzfristige Kontrollen

PAP III D: Zeichen von Zellentartungen (ev. HPV), Krebsabstrichabnahme unter kolposkopischer Sicht in 3 Monaten

PAP IV: schwere Zellentartungen oder beginnendes Karzinom, sofortige histologische Abklärung (d.h. Probeentnahme von verdächtigen Gewebsstellen)

PAP V: Zellen eines bösartigen Tumors

Bei allen pathologischen Befunden ist eine ergänzende Untersuchung mit einem Kolposkop unbedingt geraten. Diese Untersuchung ist schmerzfrei und ungefährlich. Mit einem optischen Spezialgerät, dem Kolposkop, wird der Muttermund in starker Vergrößerung betrachtet und zur besseren Befundung mit Essigsäure und einer Jodlösung eingefärbt.

Ich habe mich mit der Abnahmetechnik für den gynäkologischen Krebsabstrich persönlich sehr beschäftigt, da ich ein Abnahmegerät entwickeln wollte, das möglichst wenig schmerzt, kaum Blutungen verursacht und mit dem dennoch zur Befundung für den Histologen genügend Zellmaterial abgenommen werden kann. Es ist ein Plastikspatel, der anatomisch wie die Muttermundöffnung geformt ist und für die schmerz- und blutfreie Abnahme mit einem Schaumstoff überzogen ist. Für interessierte Kolleginnen und Kollegen möchte ich diese Applikatoren hier vorstellen (siehe Kasten).

Papex-Applikatoren gibt es
in 3 Größen:

Weiß – für die enge, fast
        verschlossene Zervix
        (Postmenopause)
Gelb – für die kleine Zervix
Grün – für die große Zervix

Generalvertretung für Österreich: Fa. Bioklima,
Wien. Mit dem Verkauf werden die Projekte
der Aktion Regen unterstützt.

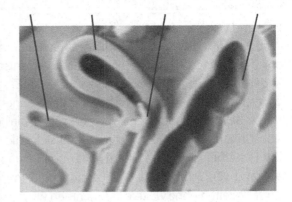

Vorteile:

Schmerzfreier Abstrich – Keine Verunsicherung für die Patientin

Blutfreier Abstrich – Bessere histologische Beurteilung durch den Zytologen

Zellreicher Abstrich – Hohe diagnostische Sicherheit

Gewebeschonender Abstrich – besonders in der Schwangerschaft, bei Erosionen und Ektopien.

Schneller Abstrich – In einem Arbeitsgang erhält man reichlich Zellen der Endozervix, Ektozervix und der Transformationszone

Wie hängt der PAP-Befund mit humanen Papillomviren zusammen?

Für die meisten auffälligen PAP-Befunde ist eine Infektion mit den humanen Papillomviren (HPV) verantwortlich. Wir unterscheiden in der Gynäkologie zwei große Krankheitsgruppen, die von HP-Viren verursacht werden:

1. Krebserkrankungen von Gebärmutterhals oder Scheide sowie Krebserkrankungen der äußeren Geschlechtsorgane
2. Genitalwarzen (Condylomata accuminata), die sehr schmerzhaft, ansteckend und schwierig zu behandeln sind; sie müssen meist chirurgisch entfernt werden.

Unter den über 180 verschiedenen Virusstämmen gibt es „High-risk"- und „Low-risk"-Viren. Die häufigsten krebserregenden Typen sind die HP-Viren 16 und 18: Sie sind für 70 % aller Fälle von Gebärmutterhalskrebs verantwortlich. Die HP-Viren 6 und 11 verursachen dagegen 90 % aller Genitalwarzen. Bei nahezu allen Erkrankungen an Gebärmutterhalskrebs (PAP IV, V) lässt sich eine chronische Infektion einem HP-

Virusstamm nachweisen. Es besteht daher ein ursächlicher Zusammenhang zwischen HPV und Gebärmutterhalskrebs.

Wird beim Krebsabstrich ein auffälliger Befund erhoben, was relativ häufig ist, bedeutet das aber keinen Grund zur Panik. Zunächst entstehen gering- bis mäßiggradige Veränderungen am Gebärmutterhals, welche als Erosionen, Läsionen oder Präkanzerosen bezeichnet werden. Diese Veränderungen können Krebsvorstufen sein, die immer auftreten bevor Krebs entsteht. In vielen Fällen wird das körpereigene Immunsystem von selbst mit dem Virus fertig, und es stellt sich bald wieder ein normaler PAP-Befund ein. Zur Sicherheit sind nach einem auffälligen Befund jedoch regelmäßige Kontrollen – im Abstand von 3 bis 6 Monaten – notwendig. In den meisten Fällen verschwinden die Auffälligkeiten ohne weitere Maßnahmen wieder von selbst. Bleiben die Veränderungen jedoch über einen längeren Zeitraum bestehen, so wird häufig eine chirurgische Entfernung des veränderten Gewebes mittels Konisation durchgeführt.

Am häufigsten sind HP-Viren bei jungen Frauen im Alter von 18 bis 30 Jahren anzutreffen. Die Ansteckung erfolgt durch Sexualkontakte. Infizierte Männer können in seltenen Fällen auch Penis- oder Analkarzinome bekommen.

Eine Impfung als Krebsvorsorge

Seit Oktober 2006 ist in Österreich ein Vierfach-Impfstoff gegen die vier häufigsten HPV-Typen 6, 11, 16, und 18 erhältlich. Die Impfung ist vorbeugend (prophylaktisch) wirksam, dient also zur Verhinderung dieser Erkrankungen. Eine therapeutische Wirksamkeit ist nicht gegeben. Wenn bereits Veränderungen vorhanden sind, müssen diese wie bisher beobachtet und behandelt werden. Am meisten profitieren diejenigen Frauen von der Impfung, die noch nie mit einem der Virenstämme in Kontakt waren. Bei diesen meist jungen Patientinnen könnte der Impfstoff praktisch alle Erkrankungen verhindern. Vor einer Impfung ist es nicht notwendig einen Test auf HP-Viren durchführen zu lassen. Die Impfung erzielt auf jeden Fall den oben beschriebenen vierfachen HPV Schutz zur Folge. Da HPV hauptsächlich durch sexuelle Kontakte übertragen wird, ist eine Impfung vor den ersten sexuellen Aktivitäten besonders sinnvoll. Grundsätzlich profitieren jedoch alle Frauen von dieser neuen Möglichkeit der Krebsvorsorge. Die genaue Dauer des Impfschutzes ist noch nicht bekannt, sie könnte aber ein Leben lang anhalten. Experten erwarten sich von der Impfung kurzfristig einen deutlichen Rückgang von Genitalwarzen, längerfristig auch einen Rückgang bei Gebärmutterhalskrebs sowie Scheidenkrebs und Krebserkrankungen der äußeren Geschlechtsorgane. Selbstverständlich schützt die Impfung nicht vor Gebärmutterkörperkrebs (siehe Seite 19) und vor Infektionen mit sehr seltenen HPV-Stämmen. Deshalb müssen die gynäkologischen Vorsorgeuntersuchungen mit Krebsabstrich in den empfohlenen Abständen weiter durchgeführt werden.

2

Ich habe ein Myom. Obwohl das angeblich sehr häufig ist, weiß ich viel zu wenig darüber. Können Sie diese Krankheit verständlich erklären?

Das Myom ist eine gutartige Gewebsverdichtung der Gebärmutter. Myome entstehen durch Wucherung von Muskelgewebe der Gebärmutterwand. Die Gebärmutter kann sich dabei entweder im Ganzen vergrößern oder einzelne Myomknoten liegen direkt an der Gebärmutterwand an. Sie können auch durch einen Stiel mit ihr verbunden sein (gestielte Myome), einzeln oder zahlreich in der Wand der Gebärmutter liegen (so genanntes Kartoffelsackphänomen) oder sich direkt in der Gebärmutterhöhle befinden und diese teilweise oder ganz ausfüllen. Solche Myome können auch, wie Polypen, aus dem Muttermund herausragen (siehe Zeichnung).

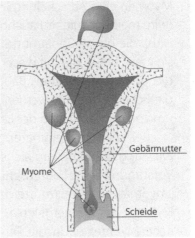

Gebärmutter mit Myom

Was ist die Ursache für die Entstehung von Myomen?

Ein Myom kann langsam oder schnell entstehen und wachsen, jedoch nur im gebärfähigen Alter. Myome wachsen nur unter dem Einfluss des weiblichen Sexualhormons Östrogen. Deshalb können junge Mädchen (vor dem Einsetzen der Menstruation) keine Myome haben und Frauen, die bis zum Wechsel keine Myome hatten, können danach auch keine mehr bekommen. Myome machen selten Beschwerden und sind zumeist Zufallsdiagnosen. Sie kommen sehr häufig vor (laut Statistik hat jede fünfte Frau kleine oder größere Myome). Das Auftreten von Myomen kann erblich bedingt sein. Hatte die Mutter ein Myom, so ist sehr häufig damit zu rechnen, dass auch die Tochter, meist im Alter zwischen 35 und 45 Jahren, mit dem Auftreten eines Myoms rechnen muss.

Welche Beschwerden können Myome machen?

Die häufigsten Beschwerden der Frauen bei Myomen sind: starke Menstruationsblutungen, Druck auf die Blase, häufiger Harndrang, schmerzhafte Blutungen, Kreuzschmerzen, unklare Unterbauchbeschwerden, ziehende Schmerzen, Beschwerden beim Sexualverkehr.

Welche Myome müssen behandelt oder operiert werden?

Ob Myome behandelt oder operiert werden müssen, hängt von ihrer Größe und Lage, in erster Linie aber von den Beschwerden, die sie der Patientin verursachen, ab.

So kann ein faustgroßes Myom zum Beispiel kaum Beschwerden machen, wenn es auf der Gebärmutter aufsitzt. Liegt es jedoch vor der Gebärmutter und drückt ständig auf die Blase oder hinter der Gebärmutter und drückt auf Mastdarm und Kreuzbein, dann muss es entfernt werden. Als therapeutische Maßnahme kommt bei kleinen Myomen eine Ausschälung in Frage, wobei die Gebärmutter erhalten bleiben kann (wird meistens mittels Bauchhöhlenspiegelung durchgeführt). Bei größeren Myomen muss die ganze Gebärmutter entfernt werden, da sie meist breitbasig mit dieser verwachsen sind. Ob die Gebärmutter mittels Bauchschnitt oder durch die Scheide entfernt werden muss, hängt wiederum von der Größe und der Lage der Myome ab.

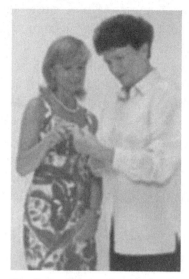

Bei meinen Seminaren für Frauen in Entwicklungsländern vergleiche ich zum besseren Verständnis eine durchschnittlich vergrößerte, „myomatöse" Gebärmutter mit meiner Faust: Die Knöchel und Fingergelenke symbolisieren mögliche Myome, die in die Faust integriert sind. Es erübrigt sich dann meist die Frage, ob man Myome aus der Gebärmutter herausschneiden kann: Es würde eine viel zu breite Wundfläche bleiben, die chirurgisch nicht versorgt werden kann.

Wie die Knöchel einer Faust liegen die Myome in der Gebärmuttermuskelwand

Welche hormonellen Folgen hat die Gebärmutterentfernung?

Die Entfernung der Gebärmutter hat keinerlei hormonelle Konsequenzen. Wenn die Eierstöcke erhalten bleiben, ist die Frau nicht im Wechsel, selbst dann nicht, wenn sie aus anatomischen Gründen keine Blutung mehr hat. Zyklische Schwankungen des Allgemeinbefindens und monatliche regelmäßige Brustspannungen bestätigen der Patientin, dass sie auch nach der Operation voll und ganz „Frau" geblieben ist, obwohl sie keine Kinder mehr bekommen kann. Viele Frauen sehen jedoch gerade in dieser Tatsache, besonders nach abgeschlossenem Kinderwunsch, einen positiven Nebeneffekt. Nie wieder an eine Schwangerschaftsverhütung denken zu müssen und nie mehr Angst vor einer starken, schmerzhaften Menstruation zu haben, sehen viele Patientinnen schon bald nach einer Operation als großen Vorteil an. Um weiter positiv zu denken, kann natürlich auch keiner der beiden gefürchteten gynäkologischen Krebsarten mehr entstehen (Gebärmutterhals- oder Gebärmutterkörperkrebs). Die jährliche gynäkologische Untersuchung ist jedoch nach einer Operation wichtig für die Früherkennung von Eierstock- und Brustkrebs, aber die regelmäßige Abnahme des Krebsabstriches fällt weg.

Gibt es auch eine nicht-operative Myombehandlung?

Auch der Einsatz von Hormonen kann als Therapie bei Myomen zielführend sein. Er beruht auf der Tatsache, dass Frauen durch Östrogen-Stopper vorübergehend künstlich in eine dem Wechsel ähnliche Hormonsituation versetzt werden. Die Therapie dauert im Durchschnitt sechs Monate und kann zu einem Wachstumsstopp der Myome führen. Ob die bei dieser Hormontherapie meist auftretenden typischen Wechselbeschwerden eher in Kauf genommen werden als eine Operation, hängt meist vom Wunsch der Patientin selbst und dem ärztlichen Rat des behandelnden Gynäkologen ab.

Auch das Gelbkörperhormon, das Sie manchmal im Vorwechsel von Ihrem Gynäkologen verschrieben bekommen, kann zu einem Wachstumsstopp von Myomen beitragen. In diesem Sinne ist auch die Hormonspirale (Mirena®) als Schwangerschaftsverhütung bei Frauen mit Myomen besonders geeignet. Eine noch relativ neue Methode Myome zu behandeln ist die Embolisation. Dabei wird unter röntgenologischer Sicht ein dünner Katheter in die Leistenschlagader eingeführt und durch Einbringen kleinster Kunststoffkügelchen werden die Gefäße, die die Myome ernähren, verschlossen. Auskunft über diese nicht operative Myombehandlung erhalten Sie in Spezialkliniken.

Ist es wahr, dass Myome nach dem Wechsel kleiner werden?

Ja, das ist richtig, aber natürlich nur dann, wenn die Frau keine Hormone nimmt. Jede Frau, die sich jedoch gegen eine Hormonersatztherapie entscheidet, sollte vorher auch ihre Knochendichte prüfen lassen. Wenn diese herabgesetzt ist und die Frau zudem unter starken Wechselproblemen leidet, ist es sinnvoll, neben einer kalziumreichen Ernährung auch zu einer Östrogentherapie zu raten.

Kann ein Myom bösartig werden?

Nur in äußerst seltenen Fällen. Aber Myome können relativ schnell wachsen und andere wichtige Organe verdrängen. Metastasen setzen Myome jedoch nicht. Wegen der Gefahr der Bösartigkeit müsste kaum ein Myom entfernt werden, dies tritt nur in ca. 0,5% aller Fälle ein, eine Tatsache, die eine prophylaktische Gebärmutterentfernung mit allen bekannten Operationsrisiken sicher nicht rechtfertigt.

3 *Mein Arzt hat bei mir schon öfter eine Zyste festgestellt, aber ich bin sehr verunsichert, weil sie nur zeitweise diagnostiziert wird. Was ist eigentlich eine Zyste?*

Eine Zyste im Unterbauch geht fast immer vom Eierstock aus und ist eine mit Flüssigkeit oder Schleim gefüllte Blase, die meist harmlos ist und oft nur hormonelle Ursachen hat. Dennoch werden dringend Ultraschallkontrollen empfohlen.

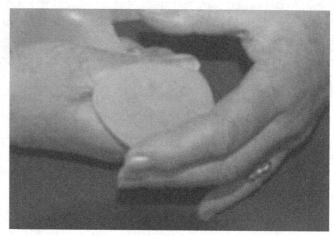

Ein Gummihandschuh prall mit Wasser gefüllt dient als Modell einer Zyste

Wie gefährlich ist diese Diagnose wirklich?

Durchschnittlich etwa jede 8. Frau in einer Facharztpraxis mit einem Ultraschallgerät verlässt mit der Diagnose „Zyste" die Ordination.

Meist wird nur eine Ultraschallkontrolle empfohlen und plötzlich ist tatsächlich diese Zyste, die so viele schlaflose Nächte verursachte, wieder verschwunden. Nur etwas Flüssigkeit kann manchmal hinter der Gebärmutter im freien Bauchraum nachgewiesen werden und erklärt die rasche Heilung. Die flüssigkeitsgefüllte Blase ist geplatzt. Ist auch keine Flüssigkeit mehr nachzuweisen, dann wurde der Inhalt der Zyste vom Körper bereits aufgesaugt (resorbiert). Die Erklärung „es war eben nur eine hormonelle Entgleisung" wird von vielen Patientinnen nicht verstanden.

Wie kann der Arzt eine Zyste feststellen?

Meist schon beim gynäkologischen Tastbefund, aber keineswegs ist dies immer möglich. Eine sichere Diagnose kann nur mittels Ultraschallgerät erfolgen. Da die Ultraschalldiagnostik für die Erkennung und Beobachtung einer Zyste so wesentlich ist und zu den wichtigsten, schmerzfreien und gefahrlosen Standarduntersuchungen zählt, sollte auch die Patientin Grundlegendes darüber wissen. Auch die Frau selbst kann eine Zyste am Bildschirm des Ultraschallgerätes erkennen. Sie erscheint als schwarzer Fleck, rund oder oval, manchmal mit dünnen Streifen, die Gewebsmembranen innerhalb der Zyste entsprechen. Die Ultraschalldiagnostik beruht auf der Tatsache, dass das Echo des Schalls umso deutlicher hellgrau bis weiß sichtbar wird, je dichter das Gewebe ist. Trifft der Ultraschall auf Flüssigkeit, geht der Schall einfach durch und auf dem Bildschirm erscheint eine sogenannte „echoleere", schwarze Stelle. Dieses bildgebende Verfahren ermöglicht es auch dem Laien leicht, z.B. einen Embryo mit seinem Körper und Gliedmaßen zu erkennen, da er sich ja gegen das „schwarze" Fruchtwasser deutlich abhebt. Eine bestehende Zyste kann bei jeder Ultraschalluntersuchung genau abgemessen und kontrolliert werden.

Welche Beschwerden hat die Patientin, wenn sie eine Zyste hat?

Die Frau ist meist beschwerdefrei. Die Zyste ist oft nur ein „Zufallsbefund" bei der gynäkologischen Untersuchung. Nur größere Zysten (über 5 cm) verursachen ein Druckgefühl und manchmal Schmerzen. Sehr große Zysten verdrängen die anderen inneren Organe und verursachen dann sehr wohl starke Beschwerden.

Kann eine Zyste bösartig werden?

Niemand kann ausschließen, dass eine oft harmlos wirkende Zyste der Beginn eines später schnell wachsenden Eierstockkrebses sein kann. Deshalb werden auch die kurzfristigen Ultraschallkontrollen angeraten. Der Eierstockkrebs ist zwar nicht sehr häufig, aber er ist sehr gefährlich, weil er oft zu spät erkannt wird und, wie jeder Keimzellentumor, sehr rasch wächst.

Ab welcher Größe sollte man eine Zyste unbedingt operieren?

Das hängt nicht nur von der Größe allein ab, sondern auch von der Form und der eventuellen Innenstruktur der Zyste und wesentlich vom Alter der Patientin. - Generell kann man davon ausgehen, dass eine im Ultraschall diagnostizierte, glattwandig begrenzte, runde oder ovale Zyste bis 4 cm bei einer Frau während der Geschlechtsreife, im Vorwechsel oder Wechsel nur hormonell bedingt und daher harmlos ist.

Wie entsteht plötzlich eine Zyste?

In sehr vielen Fällen kommt es aus hormonellen Gründen dazu, dass das Eibläschen zur Zeit der Ovulation nicht platzt, sondern bestehen bleibt (persistierende Follikelzyste) und sich immer mehr mit Flüssigkeit füllt. Auch Stress steht als Ursache dafür zur Diskussion. Solche Zysten gehen häufig auch mit den typischen Gelbkörperhormonmangelsyndromen einher, wie Brustschmerzen, Blähungen, Migräne, depressive Verstimmungen, Beinödeme etc. und die Regel bleibt 14 Tage oder länger aus. Viele Frauen, die nicht verhütet haben, glauben dann schwanger zu sein. Aber der Schwangerschaftstest ist negativ und nach einer kurzen Hormontherapie tritt die Regelblutung ein und die Zyste ist dann meist im Ultraschall wieder verschwunden.

Warum kann man Zysten bei der gynäkologischen Untersuchung nicht sicher tasten?

Zysten, die nicht sehr prall mit Flüssigkeit gefüllt sind, lassen sich leicht zusammendrücken oder weichen dem Druck der untersuchenden Hände zwischen den Darmschlingen aus. Deshalb ist im Zweifelsfall eine ergänzende Ultraschalluntersuchung unbedingt erforderlich.

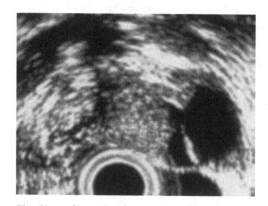

Wie werden Zysten operiert?

Heute werden Zysten meistens laparoskopisch (d.h. mittels Bauchhöhlenspiegelung) abgeklärt, abgesaugt oder operativ entfernt. Ob trotzdem, oder wann ein Bauchschnitt gemacht werden muss, entscheidet Ihr Arzt. Besteht

Eine Eierstockzyste im Ultraschallbild.

auch nur der geringste Verdacht, dass eine Zyste Teil eines bösartigen Eierstockkrebses ist, wird eine Operation mittels Bauchschnitt unbedingt geraten.

4

Mein Arzt hat am Muttermund einen roten Fleck gesehen, eine so genannte Erosion. Das beunruhigt mich sehr. Was bedeutet das? Muss ich Angst haben?

Es gibt gynäkologische Erkrankungen, die man nicht spürt und über die man nicht spricht. Auch in den Medien ist kaum etwas für den Laien Verständliches darüber nachzulesen. Dennoch kommen diese Erkrankungen recht häufig vor und versetzen die Patientin oft in Angst und Schrecken.

Zu ihnen gehört die so genannte „Erosion" am Muttermund – ein gerötetes, oftmals wundes und manchmal sogar auch blutendes Areal, das die Frau selbst nicht bemerkt und der Gynäkologe auch nur dann bei der Untersuchung feststellt, wenn er den Krebsabstrich abnimmt. Als Therapie wird meistens eine Verschorfung – ohne Narkose – empfohlen, was die Frau verständlicherweise mit großer Angst erfüllt. Allein das Wort „Verschorfung", unter dem man sich als Laie kaum etwas vorstellen kann, klingt erschreckend.

Ich möchte nun versuchen, Ihnen mit der Beantwortung der wichtigsten Fragen der Frauen zu diesem Thema ein bisschen die zumeist unbegründete Angst zu nehmen.

Was ist eine „Erosion"?

Der Begriff „Erosion" ist für den Laien irreführend. „Erosion" ist ein Begriff aus der Pathologie und bedeutet nichts anderes als das Fehlen einer Schleimhaut (= Epithel) an einer bestimmten Stelle. Das nennt man in der Medizin eine „echte Erosion". Diese kann im gesamten Organismus vorkommen, am Muttermund der Frau hat dieses Fehlen der Schleimhaut eine besondere Bedeutung. Im Bereich des äußeren Muttermundes treffen zwei unterschiedliche Schleimhautarten aufeinander: das sehr widerstandsfähige „Plattenepithel" der Scheidenschleimhaut und das verletzliche, schleimbildende „Zylinderepithel" der Gebärmutterhalsschleimhaut.

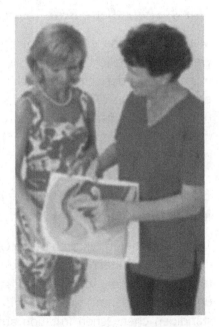

Jede Übergangsstelle von einer Epithelzone in eine andere ist für Infektionen besonders anfällig. Die Natur ist bestrebt, das um den äußeren Muttermund befindliche Zylinderepithel in das widerstandsfähigere Plattenepithel umzuwandeln. Dieser

Vorgang wird durch hormonelle Einflüsse und durch das Milieu in der Scheide begünstigt. Bevor es jedoch zu dieser Umwandlung kommt, sieht der Arzt am Muttermund einen roten Fleck, eine so genannte „Ektopie", die dem Zylinderepithel entspricht. Bevor man über die Vorgänge der Umwandlung Bescheid wusste, nannte man diesen roten Fleck „Erosion". Ist die Umwandlung abgeschlossen, ist der äußere Muttermund zumeist vollständig vom Plattenepithel überkleidet und der rote Fleck verschwunden. Nur wenn diese Umwandlung nicht stattfindet oder unvollständig ist, befindet sich weiterhin das Zylinderepithel an der Außenfläche des Muttermundes und die Frau kann Beschwerden haben, die sie zum Arzt/zur Ärztin führen.

Wie wird eine „Erosion" entdeckt?

Der Arzt/die Ärztin kann bei der Untersuchung des Muttermundes am gynäkologischen Stuhl den roten Fleck mit freiem Auge sehen. Ohne Lupenvergrößerung (Kolposkopie) lässt sich allerdings nicht unterscheiden, ob es sich um einen harmlosen roten Fleck (Ektopie) handelt, der sich früher oder später umwandeln wird oder ob das Epithel fehlt (echte Erosion).

Hat die betroffene Frau Beschwerden?

Manchmal kommt es nach dem Geschlechtsverkehr zu geringfügigen Blutungen, wenn das verletzliche Zylinderepithel abgelöst wurde. Sie sind zumeist harmlos und müssen nur in den seltensten Fällen behandelt werden. Bei manchen Frauen kommt es durch den gestörten Selbstreinigungsmechanismus der Scheidenflora zu Ausfluss und/oder einer Begünstigung von Infektionen. Viele Frauen sind aber überhaupt beschwerdefrei, der rote Fleck am Muttermund ist dann eine Zufallsdiagnose bei der gynäkologischen Untersuchung.

Haben Frauen, die jahrelang die Pille einnehmen oder eingenommen haben, häufiger „Erosionen"?

Ja. Neben anderen Faktoren ist der Östrogenanteil der Pille dafür verantwortlich, dass das Zylinderepithel nach außen gestülpt wird. Dazu kommt, dass diese Frauen meist regelmäßig Verkehr haben. Wenn man bedenkt, dass der Samen des Mannes alkalisch und das Scheidenmilieu sauer ist, ist gerade der Bereich um den Muttermund einer ständigen chemischen Irritation ausgesetzt. Deshalb sieht der Arzt/die Ärztin bei Frauen, die die Pille einnehmen, wahrscheinlich häufiger einen roten Fleck um den äußeren Muttermund. Nach Absetzen der Pille zieht sich das Zylinderepithel zumeist wieder von der Außenfläche in den Gebärmutterhals zurück, wenn es nicht ohnehin schon vorher zu einer Umwandlung in ein Plattenepithel gekommen ist.

Kann aus einer „Erosion" Krebs entstehen?

Da die Krebsentstehung am Gebärmutterhals gut erforscht ist, kann man mit Sicherheit sagen, dass aus einer „echten Erosion", also dem Fehlen der Schleimhaut, kein Krebs entstehen kann. Man weiß aber, dass die Umwandlung vom Zylinderepithel in ein Plattenepithel durch innere und äußere Einflüsse gestört werden und den allerersten Anfang einer Krebsentstehung darstellen kann. Bis zur Ausbildung eines Karzinoms vergehen Jahre. Durch regelmäßige Kontrolluntersuchungen bleibt dem Arzt ausreichend Zeit, Krebsvorstufen zu erkennen und schonend zu heilen. Siehe auch Kapitel 1 „gewebeschonender Krebsabstrich mit Papex-Applikator".

Welche Therapie ist empfehlenswert?

Bei einer „echten Erosion" ist eine Behandlung nicht erforderlich. Handelt es sich um einen roten Fleck (Ektopie), der immer wieder zu Ausflussbeschwerden oder Kontaktblutungen führt, wird durch eine sorgfältige Untersuchung Krebsverdacht ausgeschlossen. Sind alle Befunde unverdächtig, wird die rote Stelle in der Praxis unter örtlicher Betäubung mit Hitze oder Laser verschorft. Ein Eingriff, der nach Aussagen vieler Patientinnen, aber auch nach meiner eigenen Erfahrung (auch ich hatte eine Ektopie), kaum schmerzhaft ist. Dies ist zu verstehen, wenn man bedenkt, dass der Muttermund die Fähigkeit hat, sich vom Durchmesser von 1 bis 2 Millimeter auf Kindskopfgröße zu dehnen und daher im „Normalzustand" nur sehr wenig schmerzempfindlich ist.

Kann eine „Erosion" nach der Therapie wieder auftreten?

Das kann vorkommen. Durch die Entfernung bzw. Verschorfung des roten Fleckes entsteht eine Wunde, die von selbst abheilt. Das neue Epithel ist immer ein Plattenepithel. Es kann aber sein, dass durch hormonelle Einflüsse, wie beispielsweise eine Schwangerschaft, sich abermals ein Zylinderepithel auf die Außenfläche des Muttermundes stülpt. Stellen sich dadurch entsprechende Beschwerden ein, muss erneut behandelt werden.

Kann der Partner durch eine „Erosion" angesteckt werden?

Nein. Der Partner kann weder durch eine echte Erosion noch durch einen roten Fleck, der der Frau Beschwerden verursacht, gesundheitlichen Schaden erleiden. Eine bestehende Infektion kann allerdings übertragen werden, sie hat mit der „Erosion" aber nichts zu tun.

5 *Ich habe sehr viel über Osteoporose gelesen, da ich daran schon in frühen Jahren erkrankt bin. Ich habe nun Angst, dass auch meine zwei Töchter daran erkranken könnten. Gibt es eine Zusammenfassung, wann eine Frau besonders gefährdet ist an Osteoporose zu erkranken?*

Die folgende Fragenliste soll Ihnen helfen ein erhöhtes Osteoporoserisiko rechtzeitig zu erkennen:

	JA	NEIN
Waren oder sind schon Ihre Großmutter, Mutter, Schwester oder andere Blutsverwandte an Osteoporose erkrankt?	❏	❏
Ist Ihnen dies nicht bekannt: Klagten oder klagen diese Angehörigen über starke ungeklärte Rückenschmerzen?	❏	❏
Gehören Sie zum Typ der großen und sehr schlanken blonden und hellhäutigen Frauen mit grazilem Knochenbau?	❏	❏
Blieb bei Ihnen oft wegen einer Hormonstörung über einen längeren Zeitraum die Regel aus?	❏	❏
Sind Sie kinderlos?	❏	❏
Trinken Sie häufig und viel Kaffee?	❏	❏
Rauchen Sie?	❏	❏
Trinken Sie regelmäßig und eher reichlich Alkohol?	❏	❏
Haben Sie eine chronische Nierenerkrankung?	❏	❏
Leiden Sie unter einer chronischen Lebererkrankung oder haben Sie ständig erhöhte Leberwerte?	❏	❏
Sind Sie zuckerkrank?	❏	❏
Wurde bei Ihnen eine Überfunktion der Schilddrüse oder der Nebenschilddrüse festgestellt?	❏	❏
Haben Sie eine Überfunktion der Nebennierenrinde (M. Cushing)?	❏	❏
Sind Sie im Wechsel oder danach, und wollen oder sollen Sie keine Hormonpräparate nehmen?	❏	❏

Wurden Ihnen wegen einer Erkrankung schon frühzeitig beide
Eierstöcke entfernt? ❏ ❏

Hatten Sie schon einmal Brustkrebs? ❏ ❏

Mussten Sie krankheitshalber über längere Zeit Cortison einnehmen? ❏ ❏

Müssen oder wollen Sie die Sonne meiden, wo immer es Ihnen
möglich ist? ❏ ❏

Sind Sie sehr übergewichtig oder untergewichtig (Magersucht)? ❏ ❏

Nehmen Sie häufig oder regelmäßig Abführmittel ein? ❏ ❏

Haben Sie schon viele Diäten oder Fastenkuren hinter sich? ❏ ❏

Haben Sie eine besondere Abneigung gegen
alle Milch- und Käse-Produkte?
Diese Nahrungsmittel sind nämlich besondere Kalzium-Spender. ❏ ❏

Machen Sie gewohnheitsmäßig oder aus Krankheitsgründen sehr
wenig Bewegung? ❏ ❏

Haben Sie Rücken- oder Kreuzschmerzen, für die es jedoch keine
Erklärung gibt? ❏ ❏

Beobachten Sie eine Abnahme Ihrer Körpergröße? ❏ ❏

Hatten Sie in der letzten Zeit Knochenbrüche oder Knochensprünge –
schon bei Umständen, die im Allgemeinen nur leichte Verletzungen
auslösen? ❏ ❏

Gehören Sie zu den extremen Sportlern? Auch diese sind gefährdet,
an Osteoporose zu erkranken. ❏ ❏

Schon wenn nur wenige Fragen mit Ja beantwortet werden müssen, sollten Sie unbedingt Ihren Arzt aufsuchen. Ein abklärender Osteoporose-Fragebogen ist dann –
unabhängig von einem Hormonstatus bezüglich des Wechsels – dringend anzuraten!
Vielleicht sind Sie bereits an Osteoporose erkrankt und dieser Fragebogen hat Ihnen
geholfen, den Knochenschwund gerade noch rechtzeitig zu erkennen. Mit Medi-
kamenten und der richtigen Bewegungstherapie kann der Knochenschwund noch
gestoppt werden.

6

Obwohl ich regelmäßig den gynäkologischen Krebsabstrich machen ließ, erkrankte ich plötzlich an Gebärmutterkrebs, der erst in einem sehr späten Stadium erkannt wurde. Als Erklärung wurde mir nur gesagt, dass es eben zwei Arten von Gebärmutterkrebs gibt. Den Krebs, an dem ich erkrankte, kann man im Frühstadium nur im Ultraschall erkennen. Können Sie über diese beiden verschiedenen Arten von Gebärmutterkrebs berichten? Welche Risikofaktoren gibt es und wann sind Vorsorgeuntersuchungen besonders wichtig?

Halbjährlich gynäkologische Vorsorgeuntersuchungen durchführen zu lassen, sind nicht „jeder-fraus" Sache. Schon aus ökonomischer Sicht wären längere Untersuchungsintervalle zu begrüßen, wenn die Untersuchungszeitpunkte dem individuellen Risiko entsprechend durchgeführt werden. Aber zu diesem Thema fehlt eine laiengerechte Information. Jede Frau sollte wissen, dass es grundsätzlich zwei verschiedene Möglichkeiten gibt, an Gebärmutterkrebs zu erkranken:

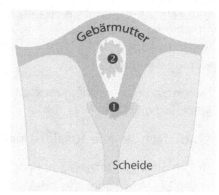

❶ **Gebärmutterhalskrebs**
❷ **Gebärmutterkörperkrebs**
   (Gebärmutterschleimhautkrebs)

Die Grafik zeigt die anatomische Lage der beiden verschiedenen Krebsarten in der Gebärmutter

1. Gebärmutterhalskrebs

Gebärmutterhalskrebs ist die häufigste, bösartige Genitalerkrankung der Frau, die jedoch auch die beste Chance auf eine rechtzeitige Früherkennung hat: Die regelmäßige Abnahme des gynäkologischen Krebsabstriches.

Wann ist ein halbjährlicher Krebsabstrich unbedingt geraten?

● Selbstverständlich dann, wenn Ihr Arzt nach dem letzten Krebsabstrich eine kurzfristige Kontrolle empfiehlt. Bei jeder Veränderung am Muttermund ist auch eine Kontrolluntersuchung mit dem Kolposkop geraten. Dabei wird zur besseren Beurteilung des Muttermundes die Schleimhaut eingefärbt und direkt mit einem Spezialmikroskop betrachtet. Eine Erklärung über die Stadieneinteilung des Krebsabstriches finden Sie bei Frage 1 auf Seite 4.

● Kurzfristige Kontrollen sind unbedingt geraten, wenn der Verdacht besteht, dass Sie Trägerin des Humanen Papillomavirus (HPV) sind. Auf diese Infektion können Zellveränderungen hinweisen, die nur vom Histologen bei der Beurteilung Ihres Krebsabstriches festzustellen sind. HPV ist ein Virus, das durch den Geschlechtsverkehr übertragen wird. Die meisten Patientinnen wissen nicht, dass sie Virusträgerinnen sind. Neuesten Erkenntnissen zufolge ist jedoch erwiesen, dass dieses Virus so gut wie immer bei Frauen mit Gebärmutterhalskrebs entdeckt wurde. Wenn der Verdacht besteht, dass Sie HPV-Trägerin sind, ist es wichtig, in einem Speziallabor testen zu lassen, wie hoch Ihr tatsächliches Risiko ist, an Gebärmutterhalskrebs zu erkranken. Nicht alle HPV-Stämme sind gleich gefährlich. Wie Sie auf Seite 6 gelesen haben, ist es bereits möglich und empfehlenswert sich gegen die gefährlichsten Virusstämme impfen zu lassen und zwar unabhängig davon, ob Sie gerade eine Infektion durchmachen oder nicht. Die Impfung ist keine Therapie, sie erhöht aber in jedem Fall die Bildung körpereigener Antikörper („Impf-Boosterung"). Wenn Sie sich nicht für eine Impfung entscheiden, sollten Sie unbedingt einen Labortest durchführen lassen, wenn immer wieder Veränderungen am Muttermund festgestellt werden, wenn Sie einen PAP-III-Befund haben oder auch dann, wenn im äußeren Genitalbereich Feigwarzen festgestellt wurden. Auch diese Feigwarzen entstehen durch eine HPV-Infektion.

An Gebärmutterhalskrebs erkranken eher Frauen, die öfter geboren haben sowie Frauen, die mehr Geschlechtsverkehr haben oder Frauen, die öfter ihre Partner wechseln. Die Hauptursache für diese Krebserkrankung scheint die Entartung der Zellen nach wiederholter Traumatisierung zu sein. Die Stelle, wo die Krebserkrankung entsteht, ist die Grenze zwischen zwei verschiedenen Schleimhautzonen und – wie an jeder Grenze – „leben die Zellen hier besonders gefährlich". Bei jeder Geburt kommt es zu kleinen Einrissen, die hier ohne Sauerstoff nur schlecht heilen und auch beim Geschlechtsverkehr kann es zu winzigen Verletzungen kommen.

Besonders häufig sind Frauen in Entwicklungsländern von Gebärmutterhalskrebs betroffen. Das mag auch daran liegen, dass mangels ausreichender medizinischer Betreuung in diesen Ländern die Vorsorge vernachlässigt wird. Eine optimale Vorsorge ist möglich, wenn Sie in regelmäßigen Abständen den gynäkologischen Krebsabstrich abnehmen lassen. Gebärmutterhalskrebs hat im Frühstadium sehr gute Heilungschancen!

2. Gebärmutterkörperkrebs

Häufiger und gefährlicher als der Gebärmutterhalskrebs ist die Krebserkrankung der Schleimhaut in der Gebärmutterhöhle. Ähnlich wie bei Brustkrebs handelt es sich dabei um einen östrogenabhängigen Tumor. Er kann entstehen, wenn zu viel Östrogen den Aufbau der Schleimhaut anregt, aber die schützende Wirkung des

Gelbkörperhormons entfällt. Besonders gefährdet sind Frauen zwischen dem 55. und 65. Lebensjahr. Die Erkrankung wird deshalb auch „Matronenkrebs" genannt. Nur 5% aller Frauen mit Gebärmutterkörperkrebs sind jünger als 40 Jahre.

Gebärmutterkörperkrebs tritt in Industrieländern viel häufiger auf als in Entwicklungsländern. Der Grund für die Zunahme dieser Krebserkrankung ist nicht nur die steigende Lebenserwartung, sondern auch ein falscher Lebensstil, vor allem eine zu fettreiche Ernährung. Auch die besseren Diagnoseverfahren (mittels Ultraschall) könnten die steigenden Erkrankungshäufigkeiten erklären.

Eine optimale Vorsorge ist die regelmäßige Durchführung der gynäkologischen Untersuchung mit einer vaginalen Ultraschallsonde.

Am Ultraschallbild kann sogar die Frau als Laie die Veränderung der Schleimhaut in der Gebärmutter erkennen (siehe Foto). Nach dem Wechsel darf die Schleimhaut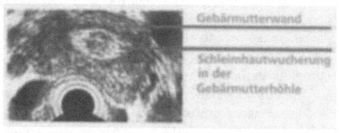

Ultraschallbild mit Schleimhautwucherung

nur mehr als kleiner Punkt oder dünner Strich sichtbar sein. Gerade diese Untersuchung ist harmlos, schmerzfrei und risikolos. Sie sollte eigentlich viel häufiger durchgeführt werden, möglichst bei jeder gynäkologischen Vorsorgeuntersuchung, da sie unter Umständen lebensrettend sein kann.

Ohne rechtzeitige Vorsorgeuntersuchung ist das erste Symptom, das auf die Erkrankung hindeutet, eine Blutung – jedoch erst in einem späteren Stadium. Es besteht die Gefahr, dieses warnende Frühsymptom des Körpers zu ignorieren oder zu verharmlosen, wenn Blutungen im und nach dem Wechsel für völlig normal gehalten werden. Derartige Blutungen sollten Sie unbedingt abklären lassen, besonders wenn die Abgänge fleischwasserfarbig sind oder eine „kaffeesatzartige" Konsistenz aufweisen. Für Gynäkologen gilt die Empfehlung: Bei jeder Blutung vor und im Wechsel, muss an die Möglichkeit eines bösartigen Tumors gedacht werden und nach dem Wechsel muss eine Krebserkrankung durch eine Ausschabung ausgeschlossen werden.

Manchmal fällt es Patientinnnen schwer plötzlich auftretende Blutspuren im Slip richtig zu deuten. Das ist verständlich, denn auch Blut im Harn oder ein blutender Hämorrhoidalknoten können die Ursachen dafür sein. Ich empfehle in solchen Fällen unbedingt einen „Tampontest" durchzuführen: Führen Sie einen Tampon tief in die Scheide ein und lassen Sie ihn einen Tag vor dem Muttermund liegen. Zeigt der Tampon nach Entfernung nur die geringsten Blutspuren, dann müssen Sie dringend Ihren Gynäkologen aufsuchen.

Gebärmutterkörperkrebs –
erhöhtes Risiko:

Alter zwischen 55 und 65 Jahren
Fettleibigkeit
Zuckerkrankheit
Bluthochdruck
Hormonbehandlung bei Brustkrebs

Frauen mit erhöhten Risikofaktoren sollten
unbedingt halbjährlich eine vaginale Ultraschall-
untersuchung durchführen lassen.

Neben dem Häufigkeitsgipfel zwischen dem 55. und 65. Lebensjahr ist auch wichtig zu wissen, dass 80% aller erkrankten Frauen übergewichtig sind. Wie bereits viele Frauen wissen, kann im Fettgewebe aus einer Hormonvorstufe Östrogen gebildet werden, das zum krankhaften Aufbau der Gebärmutterschleimhaut führen kann.

60% aller Patientinnen mit Gebärmutterkörperkrebs sind Diabetikerinnen und 40% haben einen hohen Blutdruck (Risiko siehe Tabelle).

Auf ein besonderes Problem in der Praxis möchte ich noch hinweisen. Viele Frauen leiden darunter, dass die Scheide nach dem Wechsel, also unter Östrogenmangel, sehr trocken wird. Wenn auch kein Geschlechtsverkehr mehr durchgeführt wird, schrumpft die Scheide und das Eindringen mit der Scheidensonde des Ultraschallgerätes kann schmerzhaft sein. Lehnen Sie trotzdem diese Untersuchung nicht ab, sondern beugen Sie diesen Unannehmlichkeiten vor. Cremen Sie mit einer nur auf die Schleimhaut wirkenden Östrogensalbe, die Ihnen Ihr Facharzt verschreibt, regelmäßig den Scheideneingang ein und dehnen Sie ihn leicht. So bleibt das Gewebe geschmeidig. Eine große Hilfe kann es auch sein, den Scheideneingang am Tag der Untersuchung reichlich mit Katheteröl einzucremen, das Sie in Ihrer Apotheke erhalten und das vom Arzt zum Einführen eines Katheters in die Blase verwendet wird.

Vorsorgeuntersuchungen sind in allen Bereichen der Medizin aus unserem modernen Leben nicht mehr wegzudenken. Gefährlich dabei ist nur die steigende Tendenz vieler Patientinnen, die Eigenverantwortlichkeit für ihre Gesundheit abzuschieben. Aber Gesundheit läßt sich nicht delegieren. Um unsere Gesundheit müssen wir uns selbst kümmern. Gerade Gebärmutterkörperkrebs kann auch die Folge von zu reichlicher und zu fetter Ernährung sein. Noch wichtiger als Vorsorge und Früherkennung ist die Tatsache, dass sich die Krankheiten durch einen bewusst gesunden Lebensstil auch vermeiden lassen. Die Stärkung des körpereigenen Immunsystems kann den Ausbruch vieler Erkrankungen verhindern.

7

*Mein größtes gynäkologisches Problem ist die immer wieder-
kehrende Scheidenentzündung, eine Infektion mit Pilzen und
Bakterien, die interessanter Weise besonders im Winter auftritt. Das
Brennen, Jucken und der Ausfluss sowie die ständigen Abklärungen
im Labor sind für mich sehr belastend. Gibt es zusammenfassende
Richtlinien, wie ich diesen Unannehmlichkeiten vorbeugen bzw. sie
rechtzeitig behandeln kann?*

Es klingt zwar unglaubwürdig, aber gerade im Winter leiden viele Patientinnen an
einer unangenehmen Pilzinfektion der Scheide. Die häufigste Ursache ist vermutlich
die Tatsache, dass viele Frauen noch immer nicht wissen, dass sie mit der Einnahme
von Antibiotika (etwa gegen Angina, Bronchitis oder Blasenentzündung) auch ihre
körpereigenen „Schutzkeime" zerstören. Trotzdem sind Antibiotika wichtige Medikamente zur Behandlung bakterieller Infektionen und dürfen auch nicht verfrüht

abgesetzt werden. Als Nebenwirkung kann es jedoch zu
einer Verringerung der schützenden, säureproduzierenden
Keime in der Scheide (Vaginal-
flora) kommen. In der Folge
werden Krankheitserreger, die
durch Stuhl oder beim Ge-
schlechtsverkehr eingebracht
werden, nur mehr ungenü-
gend abgewehrt. Dass die
körpereigenen Darmbakterien
bei jeder Antibiotikaeinnahme

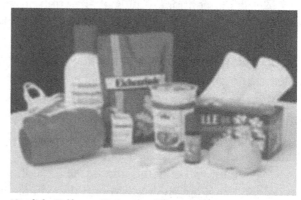

Nützliche Helfer aus Küche, Haushalt und Apotheke

angegriffen werden, ist bekannt und die meisten Ärzte verordnen daher auch
Joghurt oder spezielle Medikamente zum Schutz der Darmflora. Eine Scheidenentzündung wird aber nur selten in Zusammenhang mit einer überstandenen Angina
gebracht.

Der zweithäufigste Grund, warum Pilzerkrankungen häufiger in den Wintermonaten auftreten, ist der Besuch von Thermalbädern. Alle verwendeten Wasser-
desinfektionsmittel müssen auch kleinkinderfreundlich sein und in dieser niedrigen
Dosierung bieten sie vielen Frauen keinen ausreichenden Schutz vor Infektionen.
Besonders anfällig sind jene Frauen, die gerade unter vermehrtem psychischen und
körperlichen Stress stehen – und das ist in den Wintermonaten häufig der Fall. Zur
SAD (saisonal abhängigen Depression), der immer häufiger werdenden Winter-

depression, kommt der Vorweihnachtsstress, berufliche Überforderung durch Jahresabschluss und Inventur etc. Es gibt viele Gründe, die körpereigene Immunabwehr zu schwächen! Da Pilzinfektionen der Scheide für die betroffenen Frauen sehr unangenehm werden können, gilt auch hier das oberste Gebot der Medizin: Vorbeugen ist besser als heilen.

Meine wichtigsten Ratschläge:

1. Übertreiben Sie Ihre Hygiene nicht! Reduzieren Sie zu häufiges Waschen mit alkalischer Seife. Beschränken Sie das Tragen von Tampons auf die Zeit, wo Sie Sport betreiben oder wenn Sie viel unterwegs sind. Was die Natur nicht vorgesehen hat, dagegen kann sich die Natur auch nicht wehren. Auf eine ständig chemische und mechanische Überreizung reagiert die Scheidenschleimhaut sehr empfindlich und verliert ihre natürliche Abwehrfunktion.

2. Bei einer Antibiotikagabe sollten Sie immer zusätzlich Döderlein-Kapseln in die Scheide einführen, um einer Entzündung vorzubeugen. In dieser Kapsel sind gesunde, vermehrungsfähige Milchsäurebakterien, die direkt eine Infektion abwehren können. Wenn Sie für Pilzerkrankungen besonders anfällig sind, können Sie auch nach jeder Menstruation 1–2 Kapseln in die Scheide einführen, denn Blut ist ein besonders guter Nährboden für Bakterien.

3. Im Winter ist es besonders wohltuend, sich in einem warmen, gutriechenden Schaumbad zu entspannen. Bitte übertreiben sie auch damit nicht, denn die meisten Duft- und Seifenkonzentrate sind alkalisch und zu lange und zu häufige Schaumbäder können das natürliche Scheidenmilieu beträchtlich stören.

4. Als Vorbeugung gegen Pilzerkrankungen ist besonders zur Zeit der Menstruation höchste Hygiene erforderlich! Blut ist ein idealer Nährboden für Bakterien! Die Scheide ist zudem warm und luftabgeschlossen. Wechseln Sie daher Tampons und Binden so oft wie möglich und sorgen Sie für eine gründliche Reinigung besonders vor dem Schlafengehen! Verkehr in dieser Zeit, auch wenn die Blutung schon schwach ist, bedeutet erhöhte Infektionsgefahr. Als ergänzenden Schutz gegen eine neue oder wieder aufflackernde Infektion können Sie die ersten zwei Tage nach der Menstruation abends eine so genannte Döderlein-Kapsel einführen. Die gesunden Keime, die Ihre Scheide braucht, die so genannten Döderlein-Bakterien, können mit Hilfe dieser Kapsel ganz tief in die Scheide eingebracht werden und dort als „Polizisten der Scheide" ihre Abwehrkräfte entfalten, indem sie Milchsäure produzieren. Wenn Sie Antibiotika einnehmen müssen, ist diese Unterstützung der nützlichen Bakterien besonders wichtig.

5. Beim Besuch eines Thermalbades könnten Sie einer Infektion vorbeugen, indem Sie ein „Schutztampon" in die Scheide einführen. Sie können selbst ein natürliches Schutztampon herstellen, indem Sie ein paar Tropfen Zitronensaft mit Wasser ver

mischen und einen Tampon damit befeuchten. Auch fertige Schutztampons können Sie in der Apotheke kaufen.

6. Eine wichtige Vorsorge gegen Pilzinfektionen ist das Tragen von luftdurchlässiger Unterwäsche aus Naturfasern. Verwenden Sie nur luftdurchlässige Slipeinlagen, die Sie oft genug wechseln. Nach dem Prinzip der „feuchten Kammer" können Ihre Slipeinlagen sonst zum Nährboden neuer Keime werden.

7. Bei Frauen und Männern, die häufig unter Pilzerkrankungen leiden (auch Fußpilz), hat sich die Verwendung eines speziellen Wäschespülers bewährt, der anstelle eines Weichspülers in die Waschmaschine gegeben werden kann oder für die Reinigung der Badeanzüge nach dem Schwimmen geeignet ist. Er beseitigt Bakterien und Pilze auch im kalten Wasser. Informationen darüber erhalten Sie in Ihrer Apotheke.

8. Sobald Juckreiz und Brennen als erste Symptome einer Pilzinfektion auftreten, ist die Verwendung eines warmen Föhns zum Trocknen des äußeren Genitalbereichs nach der Reinigung mein wichtigster Ratschlag. Ist der Scheidenbereich schon stark gerötet, machen Sie vorher ein Sitzbad mit Kamillentee. Dann tupfen Sie die zarte, entzündete Haut und Schleimhaut trocken, föhnen sie in der Hocke mit gegrätschten Beinen und tragen Sie erst dann die empfohlene Pilzcreme auf.

9. Wichtig ist die richtige Reinigung nach dem Stuhlgang! Scheide und After liegen sehr nahe beisammen. Immer – jedoch besonders bei Durchfall – ist es wichtig, Verschmutzungen in Richtung Steißbein zu entfernen.

10. Tragen Sie keine zu engen Jeans! Auch enge, ständig scheuernde Slips können das schützende Hautepithel irritieren; Keime und Pilze dringen so leichter in tiefere Hautschichten ein.
Manchmal ist es auch nötig, die Schamhaare etwas zu kürzen, da sie bei einer Infektion Keimträger sind und die Feuchtigkeit im Genitalbereich fördern.

11. Die richtige Diagnose schon bei den ersten Anzeichen einer Scheidenentzündung ermöglicht auch eine gezielte Therapie. Suchen Sie rechtzeitig ein Ambulatorium für Pilzerkrankungen auf und viel unnötiges Leid kann Ihnen erspart bleiben.

12. Bei besonders resistenten Pilzerkrankungen wird Ihnen der Arzt, ergänzend zur lokalen Pilztherapie mit Scheidenzäpfchen und Cremes, auch Medikamente zum Einnehmen verordnen.

13. Vermeiden Sie Geschlechtsverkehr bei den geringsten Anzeichen einer Scheidenentzündung, auch wenn Sie in einem besonders glücklichen Augenblick keinen Grund für eine Enthaltsamkeit sehen. Wenn die Schleimhaut wund ist, kann schon eine geringe mechanische Reizung zu einer schweren Infektion führen.

14. Wenn Sie trotz Infektion der Scheide Geschlechtsverkehr haben, muss Ihr Partner unbedingt ein Kondom verwenden, selbst wenn er keine Angst vor einer Ansteckung hat. Er kann auch ohne es zu wissen Pilzträger sein oder werden und damit kommt es zur gefürchteten „Ping-Pong Infektion".

15. Wenn Sie häufig zu Pilzinfektionen neigen, sollten Sie unbedingt Ihren Gynäkologen aufsuchen. Eine wunde Stelle am Muttermund kann eine Brutstätte für Bakterien sein. Bei häufigem Ausfluss ist die regelmäßige Abnahme des Krebsabstriches besonders dringend empfohlen, da eine chronische Infektion des Muttermundes in seltenen Fällen zu einer Entartung des Gewebes, zum so genannten Gebärmutterhalskrebs, führen kann.

16. Pilze lieben Süßigkeiten! Versuchen Sie daher, weniger zu naschen. Frauen, die unter einer chronischen Pilzinfektion leiden, sollten sich unbedingt auch internistisch untersuchen lassen (z.B. Blutzuckerspiegel etc.).

17. Bei chronischen Fällen von Pilzbefall ist es empfehlenswert, eine „Pilzdiät" einzuhalten. Bücher zu diesem Thema erhalten Sie im Buchhandel.

18. Eine plötzlich auftretende Infektion kann sehr schmerzhaft sein und braucht dringend erste Hilfe. Wenn Sie keinen Arzt aufsuchen können, lindert ein mit Joghurt getränkter Tampon die ersten Schmerzen und unterstützt auch die Milchsäurebakterien in ihrer Abwehrfunktion.
Legen Sie dann während der Nachtruhe einen Leinenfleck auf die wunden Stellen, den Sie dick mit einer Wund- und Heilsalbe bestreichen. Schon am nächsten Morgen werden Sie eine deutliche Linderung der Beschwerden feststellen.

19. Durch die Hormonumstellung im und nach dem Wechsel können die Schleimhäute sehr trocken werden und eine Entzündung mit Juckreiz könnte eine Pilzerkrankung vortäuschen. Nach diagnostischer Abklärung wird dann vom Arzt meist eine östrogenhaltige Salbe verordnet, die hier Abhilfe schafft.

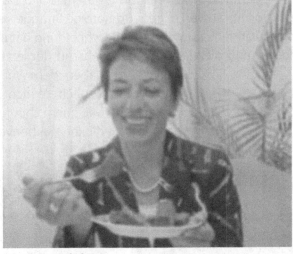

Pilze lieben Süßigkeiten

8 Ich habe Schmerzen beim Geschlechtsverkehr. Kommt das öfters vor oder bin ich krank? Gibt es da Abhilfe?

Leid geduldig zu ertragen, ist vielen Frauen in die Wiege gelegt, nicht nur in den Entwicklungsländern. Mit dieser Tatsache bin ich in der täglichen Praxis so häufig konfrontiert, dass ich gerne zu Ihrer Frage Stellung nehme.

Oft sind Patientinnen, die ich untersuche, sehr eng und nur unter Verwendung von reichlich anästhesierender Gleitcreme ist eine halbwegs schmerzfreie Untersuchung möglich. Oft stelle ich die verständliche Frage: „Haben Sie eigentlich keine Schmerzen beim Verkehr?" Meist sprudelt dann die Patientin geradezu ihre Beschwerden heraus: „Ich glaube, ich bin zu eng gebaut. Ich glaube, ich bin zu trocken. Ich glaube, da kann man nichts machen." Selbstbeschuldigungen wie diese bekomme ich nur allzu oft zu hören!

Ich möchte Ihnen ergänzend dazu eine kleine Geschichte aus meiner Arbeit als Entwicklungshelferin erzählen:

Meist wird das Leid der Frauen einfach hingenommen und ich erinnere mich an meine Arbeit in einem Projekt in Afrika. Es war in einem kleinen, finsteren Tukul und eine Taschenlampe ersetzte mir die Untersuchungslampe. Die Frau, die hier vor mir auf einer Matte lag, weinte. Die Hebamme, die mich in ihre Hütte brachte, bat mich ihr zu helfen und vor allem um absolute Verschwiegenheit. Niemand darf von ihrem Leid wissen: Sie hat so schreckliche Schmerzen, wenn sie mit ihrem Mann zusammen ist, erklärte sie mir. Sie liebt ihren Mann auch, aber diese Liebe tut sehr weh.

Im Licht der Taschenlampe bot sich mir ein grausames Bild. Das ganze äußere Genitale war angeschwollen, blutverkrustet und narbige Stränge verschlossen fast zur Gänze die Scheidenwände. Schon nach der Beschneidung hat diese Frau mehr gelitten als alle anderen und die vier Geburten während der letzten sechs Jahre gaben den Wunden nie Gelegenheit so richtig auszuheilen. Mit einem chirurgischen Eingriff, dicken Salbenverbänden und

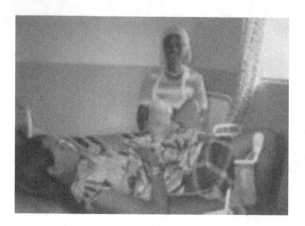

Nach Beschneidungen und Geburtsverletzungen muss manchmal ein chirurgischer Eingriff erfolgen, damit die Schmerzen beim Verkehr nicht unerträglich werden.

Quelle des Bildes:
Aus dem Buch „Wasser an die Wurzeln – Als Frauenärztin in Afrika" (M. Hengstberger) erhältlich über die Aktion Regen

einer unbedingt einzuhaltenden sexuellen Abstinenz konnte ich dieser Frau dann tatsächlich helfen.

An diese traurige Episode als Entwicklungshelferin erinnere ich mich oft, wenn Patientinnen mit demselben Problem in abgeschwächter Form in meine Ordination kommen: „Ich habe Schmerzen beim Verkehr." Der Leidensdruck einer Patientin muss sehr groß sein, wenn sie schon vor der Untersuchung, noch beim Gespräch am Schreibtisch, auf diese Tatsache hinweist.

Die Ursachen für diese Schmerzen können sehr vielfältig sein: Werden sie von der Patientin selbst vorwiegend innerhalb des Bauchraums lokalisiert, dann ist eine Abklärung mittels Ultraschall unbedingt notwendig. Schnell wachsende Tumore, Zysten oder Myome können solche Beschwerden hervorrufen. Meist bereitet jedoch nur das Eindringen des Penis Schmerzen und dafür gibt es viele Ursachen. Sie reichen von den Scheidenentzündungen, schlecht heilenden Geburtsverletzungen bis hin zu den Folgen hormoneller Mangelzustände nach dem Wechsel.

Das „Erste Mal"

Die erste große Liebe kann nach der ersten gemeinsamen Nacht zu der ersten großen Enttäuschung werden. Mädchen, die nie zuvor versucht haben ein Mini-Tampon einzuführen, die aus religiösen oder anderen Gründen den ersten Verkehr erst relativ spät – etwa ab dem 25. Lebensjahr – haben, wenn das Hymenalgewebe nicht mehr elastisch, weich und dehnbar ist, bleibt das erste Mal meist nicht in sehr schöner Erinnerung. Auch ein sexuell unerfahrener Partner kann darunter leiden. Deshalb empfehle ich jungen Frauen schon vor dem ersten Sexualkontakt, ein bisschen persönliche Beziehung zu ihrem Körper aufzunehmen. Der Versuch einen Mini-Tampon einzuführen, auch schon bevor ein Verkehr stattgefunden hat, sollte jedem Mädchen gelingen. Bei der Ausübung bestimmter Sportarten kann die Verwendung eines Tampons auch aus hygienischen Gründen sehr hilfreich sein.

Fühlt ein Mädchen, dass ihr Hymen besonders eng, das heißt kaum für einen Finger durchgängig ist, sollte sie unbedingt vor dem ersten Verkehr mit einem Gynäkologen darüber sprechen, am besten mit dem Arzt des Vertrauens ihrer Mutter. Eine anästhesierende (schmerzlindernde) Gleitcreme – wie sie etwa Urologen beim Einführen von Kathetern verwenden – können die Schmerzen des „Ersten Mals" deutlich lindern. Statt Leid in der ersten Nacht erdulden zu müssen, könnte damit die Basis für eine glückliche, dauerhafte sexuelle Beziehung geschaffen werden.

Liebe nach dem Wechsel

Alte Liebe rostet nicht – aber sie kann sehr schmerzhaft sein. Das wissen Frauen, die meist nach dem Wechsel jahrelang keine intime Beziehung mit einem Partner haben.

Die Medizin macht große Fortschritte: wir bleiben länger jünger, wir ernähren uns gesundheitsbewusst, wir treiben Sport und die Hautcremes der neuen Generation lassen uns jünger aussehen als wir tatsächlich sind. Das große Ziel ist erreicht: Wir sind auch im Alter noch sehr attraktiv. Aber dieses Ziel hat seinen Preis, den wir auch gerne bezahlen: Wir sind noch immer begehrenswert. Und plötzlich tritt die große Liebe noch einmal in unser Leben, völlig unerwartet. Für viele Frauen beginnt hier ein neuer Leidensweg, den sie vielleicht zuvor nie gekannt haben. Sie lebten schon lange allein, geschieden oder verwitwet und wollen nach so vielen Jahren sexueller Abstinenz mit einem geliebten Mann zusammen sein. Das kann jedoch sehr weh tun, besonders wenn eine Frau nach dem Wechsel keine Hormone nimmt. Die Scheide ist nicht nur enger – laienhaft ausgedrückt „geschrumpft" – sie ist vor allem extrem trocken. Eine Hormoncreme kann da helfen und ist meist völlig ungefährlich. Sie hat keine Nebenwirkungen auf die Gebärmutterschleimhaut und erhöht auch nicht das Risiko an Brustkrebs zu erkranken. Sie baut nur die Zellen der Scheidenschleimhaut wieder auf und sorgt für ausreichende Feuchtigkeit. Sprechen Sie mit Ihrem Frauenarzt über dieses Problem und die Liebe wird auch im Alter für Sie noch eine große Bereicherung im Zusammenleben mit Ihrem Partner sein.

Psychische Ursachen

Nicht unerwähnt möchte ich lassen, dass Schmerzen beim Verkehr neben den oben erwähnten organischen Ursachen natürlich auch psychisch bedingt sein könnten. Traumatische Erlebnisse in der Kindheit und Jugend (Vergewaltigung, sexueller Missbrauch etc.), die Sie vielleicht vergessen oder verdrängt haben, können Ursache sein für unbewusste Ängste, die jedoch jede körperliche Vereinigung auch mit einem geliebten Partner zur Qual machen. Suchen Sie daher, wenn Sie keine Erklärung für Ihre Schmerzen finden, unbedingt einen Sexualtherapeuten auf, der mit Ihnen gemeinsam dem Problem auf den Grund gehen wird.

9

Ich möchte meinen Monatszyklus besser kennen lernen und seine Auswirkungen in mein Leben integrieren. Ich möchte auch die natürliche Familienplanung besser verstehen, will aber nicht mit komplizierten Fieberkurven und Computern arbeiten. Gibt es einfachere Anleitungen?

Mit der Beantwortung dieser Frage habe ich mich während meiner Aufenthalte in den Entwicklungsländern intensiv auseinandergesetzt. In den ärmsten Ländern der Welt, wo es kaum genug Geld für Nahrungsmittel gibt, gibt es auch kein Geld für Verhütungsmittel. Kondome sind – wenn überhaupt verfügbar – für arme Menschen zu teuer und staatlich geförderte Familienplanungszentren, wo es kostenlos Pillen, Spiralen oder Dreimonatsspritzen gibt, sind oft nur schwer erreichbar. Menschen in Entwicklungsländern wenigstens eine natürliche Familienplanung zu ermöglichen, war mein größtes Anliegen. Um das Wissen darüber im wahrsten Sinne des Wortes „be-greiflich" zu machen, entwickelte ich 1989 während meines ersten Äthiopienaufenthalts die so genannte Geburtenkontrollkette. Sie wird als besonders leicht verständlicher Aufklärungsbehelf auch für junge Mädchen von Müttern und Lehrern in Österreich verwendet.

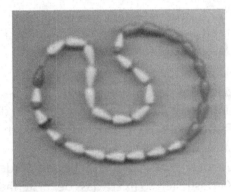
Die Geburtenkontrollkette

Die Kette besteht aus 30 tropfenförmigen Perlen, wobei jede Perle einem Tag im Monatszyklus der Frau entspricht. Ein beweglicher Gummiring wird täglich vom schmalen über das breite Ende des Tropfens gestülpt. Da dies nur in einer Richtung möglich ist, wird ein irrtümlicher Richtungswechsel ausgeschlossen. Am Anfang steht eine rote Perle, die den ersten Tag der Menstruationsblutung symbolisiert. Danach kommen 9 gelbe Perlen, die – entsprechend ihrer Farbe (gelb für Sonne, Dürre, Sand) – die unfruchtbaren Tage anzeigen. Darauf folgen 8 blaue Perlen, die wie Regentropfen geformt sind und die fruchtbaren Tage angeben. Die nachfolgenden 12 gelben Perlen symbolisieren die unfruchtbaren Tage, egal wie lange der Zyklus ist. Ein Restrisiko auch an unfruchtbaren Tagen schwanger zu werden, ist durch unterschiedliche kleine blaue Markierungen an der gelben Perle gekennzeichnet. Die Länge des weiblichen Zyklus kann variieren und spielt bei der Verwendung der Kette keine Rolle, da die letzten Tage im Zyklus der Frau immer unfruchtbar sind. Wichtig ist nur, dass immer am ersten Tag mit der roten Startperle begonnen wird.

Zyklusbewusstsein

Jede Frau kann lernen, ihren Zyklus bewusst zu erleben, wenn sie die monatlichen Veränderungen ihres Körpers wahrnehmen und deuten kann. Ich nenne diese Wahrnehmung Zyklusbewusstsein. Ohne visuelle, auch für Laien leicht verständliche Aufklärungsbehelfe ist dies jedoch schwierig. Im folgenden Artikel möchte ich Ihnen einige Lehrbehelfe vorstellen, die ich zum besseren Verständnis entwickelt habe und die nun in Familienplanungszentren weltweit Verbreitung finden.

Der Zykloplan-Frauenkalender

Dieser Frauenkalender kann von allen Frauen weltweit verwendet werden um wichtige Ereignisse des täglichen Lebens besser zu planen. Wird die Verwendung des Zykloplans zur Gewohnheit, ist ein zyklusbewusstes Leben bald selbstverständlich.

Der Zykloplan besteht aus zwei im Zentrum miteinander verbundenen Scheiben, wobei die äußere Scheibe den laufenden Kalender zeigt. Auf der inneren Scheibe sind die unterschiedlichen Hormonsituationen der Frau (bei einem annähernd 28-tägigen Menstruationszyklus) dokumentiert.

Die beiden beweglichen Scheiben werden mit einer Büroklammer oder einem kleinen Klebestreifen so fixiert, dass der erste Tag der Menstruationsblutung (roter Strich) mit dem entsprechenden Kalendertag übereinstimmt. Anhand des Zykloplans erkennt die Frau auf einen Blick die zu erwartende Hormonsituation während der nächsten Monate.

Die verschiedenen Zyklusphasen sind auf dem Zykloplan an verschiedenen Farben zu erkennen.

ROT sind die durchschnittlichen Tage der Menstruationsblutung,

GRÜN die meist noch unfruchtbaren Tage vor der Eisprungphase,

BLAU die Tage, in denen der Eisprung zu erwarten ist, und

GELB die Tage der Gelbkörperhormonphase

Für viele Frauen ist die Östrogenphase die absolute Hochphase. Die Haut wird wieder schöner, man fühlt sich wieder wohl nach den Tagen der Blutung, die für viele das „Tief im Monat" darstellen. Schon die letzten Tage der gelben Phase werden beschwerlich empfunden. Über Spannungen in der Brust, Unwohlsein oder schlechte Laune klagen etwa 80% der Frauen in der sogenannten prämenstruellen Phase. Mit Hilfe des Zykloplans können Frauen ihre „glücklichen und unglücklichen Tage" schon im voraus erkennen und damit ihre Termine besser planen.

Der Zykloplan ist für folgende Frauen besonders geeignet:

✔ Als Basiskalender für Frauen, die einen annähernd regelmäßigen Zyklus von 28 Tagen haben, die zyklusbewusst leben und natürlich verhüten wollen.

✔ Frauen, die eine Pille zur Schwangerschaftsverhütung verwenden oder eine zyklische Hormontherapie im Wechsel einnehmen und nach dem Zykloplan z.B. einen menstruationsfreien Urlaub planen wollen. Durch die Möglichkeit der Vorausplanung können Verschiebungen der Menstruation mit Hormonpräparaten umgangen werden.

✔ Besonders sinnvoll ist der Zykloplan für Ehepaare mit Kinderwunsch – vor allem, wenn der Mann oder beide Ehepartner ein stressreiches Leben führen. Die „blauen Tage" sind für einen „Kinderwunschurlaub" am besten geeignet.

✔ Der Zykloplan eignet sich zudem zur Abortusprophylaxe für schwangere Frauen, die schon ein- oder mehrmals einen Abortus hatten. Sie sollten in den ersten drei Monaten an den Tagen, an denen sonst die Menstruation stattfindet, weniger Strapazen und keine sportlichen Belastungen auf sich nehmen. Auch sollte kein Geschlechtsverkehr stattfinden, denn in dieser Zeit ist die Abortusgefahr erhöht. Über die Notwendigkeit einer medikamentösen Therapie entscheidet der behandelnde Arzt.

Die Zyklusuhr

Die Uhr dient dazu Zyklusbewusstsein ins tägliche Leben zu integrieren. Als Vorlage für die Entwicklung dieser Uhr diente der Mädchenkalender (siehe Seite 36). Im Datumsfenster der Armbanduhr ist anstelle des Kalenderdatums der jeweilige Zyklustag ersichtlich. Auf farbigem Untergrund erscheinen folgende Zahlen im Datumsfenster:

1	ROT	1. Tag der Menstruation
2-8	GELB	voraussichtlich unfruchtbare Tage
9-19	BLAU	voraussichtlich fruchtbare Tage
20-31	GELB	voraussichtlich unfruchtbare Tage

Ausnahmen von dieser Regel sind möglich!

Die Zahl und Farbe im Datumsfenster der Uhr wird täglich mit dem beiliegenden Zykluskalender verglichen. Auf das wechselnde Wohlbefinden während der einzelnen Zyklusphasen wird hingewiesen. Durch persönliche Eintragungen im Kalender während der ersten 3 Monate werden die Angaben ergänzt. Durch Gewohnheit und Eigeninitiative ist es vielen Frauen schon nach kurzer Zeit möglich, ein ganz persönliches, individuelles Zyklusbewusstsein zu erlernen.

Die Zyklusuhr ist auch ein idealer pädagogischer Begleiter für junge Mädchen, die gerade im Pillenzeitalter keine Beziehung mehr zu den natürlichen Vorgängen in ihrem Körper haben. Selbstverständlich ist mit der Verwendung der Zyklusuhr nur eine grundlegende Aufklärung, aber keine sichere Schwangerschaftsverhütung möglich.

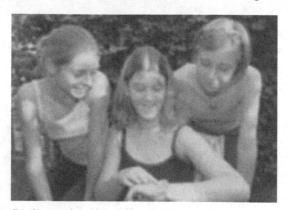

Die Verwendung der Zyklusuhr erleichtert jungen Mädchen ihren Zyklus besser kennen zu lernen.

Der häufige Blick auf die Uhr wird rasch zur Gewohnheit und jede gesunde Frau, die gewohnheitsmäßig ihren Zyklus beobachtet, erlebt bald die Auswirkungen auf Körper und Psyche um vieles bewusster. Wenn sich Menschen heute zunehmend nach Sternbildern oder Mondphasen richten, dann sollten wir auch hervorheben, welchen Einfluss Hormone auf unser Leben haben.

Mit Hilfe der Uhr und der Möglichkeit, die Empfindungen mit der Kalendervorlage zu vergleichen, gelingt es den meisten Frauen schon bald, ein Gefühl für die wichtigste Zeit ihres Zyklus zu bekommen – die Eisprungphase!

Wenn eine Frau ihren Eisprung selbst fühlen lernt, ist sie im Besitz der sichersten und gesündesten Methode der Familienplanung, die ihr die Natur ermöglicht!

Die Zyklusblume

Die tastbaren Veränderungen des Gebärmutterhalses und des Muttermundes werden zum leichteren Verständnis mit einer Blume verglichen. Eine wichtige Hilfe zum Erkennen des Ovulationstermines – auch ohne Fieberkurve – ist die Selbstuntersuchung des Muttermundes, eine Methode die den wenigsten Frauen bekannt ist. In den Entwicklungsländern gebe ich dieses Wissen aufgeschlossenen und interessierten Frauen weiter, da ein Fieberthermometer meist nicht verfügbar ist. So wie jede Frau schon in der Jugend den Gebrauch von Tampons erlernt, könnte die Abtastung des Muttermundes eine wichtige Hilfe zum Kennenlernen des eigenen Zyklus sein.

Die wichtigsten tastbaren Veränderungen der Portio – das ist der Teil der Gebärmutter, der in die Scheide reicht – bestehen darin, dass sie zur Zeit des Eisprungs weicher wird, höher tritt und der Muttermund wird weiter. Untersuchungen zufolge können 90% der Frauen bereits nach 3 Monaten eine solche Autopalpation (Selbstabtastung) und die entsprechende Schleimbeobachtung mit hoher Sicherheit durchführen.

Der Einfluss des Menstruationszyklus auf Körper, Geist und Psyche

	KÖRPER	PSYCHE	FERTILITÄT	TIPPS
1 ... 4	Anfangs starke Blutungen, manchmal Übelkeit, Kopfweh, Unterleibsschmerzen. Gegen Ende noch Schmierblutungen.	Anfangs müde, depressiv, reizbar. Aber schon nach den ersten 2-3 Tagen zunehmendes Wohlbefinden.	keine	Sie bluten – es steht Ihnen zu müde zu sein! Achtung vor Infektionen: Ihre Immunabwehr ist herabgesetzt. Oft ist trotzdem die Lust auf Sex verstärkt, Verkehr dann nur mit Kondom, denn der Muttermund ist offen! (Blut ist ein guter Nährboden für Bakterien).
5 ... 10	Schönere Haut, Wohlbefinden. Weniger Neigung zu individuellen Beschwerden. (Migräne; Gelenksschmerzen).	Leistungsanstieg (mehr Energie, gesteigerte Aktivität). positives Denken fällt leichter, eher extrovertiert	Unfruchtbare Tage: Die Scheide ist trocken, der Muttermund geschlossen, Cervix ist hart (wie Nasenspitze). Beginn der möglichen fruchtbaren Tage: der Scheideneingang wird feucht.	Nützen Sie Ihre aktive Phase für einen Neubeginn! z.B. Sport erlernen. Günstiger Zeitpunkt eine Diät zu beginnen
11 ... 18	Vermehrt Cervixschleim, Brustspannen, messbare Erhöhung der Körpertemperatur und eventuell Mittelschmerz zum Zeitpunkt des Eisprunges.	Wohlbefinden, Glücksgefühle Die Libido ist hoch – „natürlich" würden Sie jetzt Mutter werden.	Sehr fruchtbare Tage Sekretion von klarem, spinnbarem Cervixschleim (wie rohes Eiklar). Die Cervix ist weich (wie Lippen). Der Muttermund ist offen. Basaltemperatursprung	Eine Hochphase für viele Frauen, trotz gelegentlicher kurzdauernder Beschwerden (Mittelschmerz, der dem Eisprung entsprechen könnte). Höhepunkt Ihrer Libido. Bei Orgasmusproblemen sollten Sie vorher eine Woche keinen Verkehr haben, dann klappt es sicher!
19 ... 28	Bei vielen Frauen beginnendes Unwohlsein: Übelkeit, Kopfschmerzen, Blähungen, Spannungen in den Brüsten, unreine Haut. Vermehrtes Schlafbedürfnis, Gewichtszunahme (Entstehung von Ödemen durch Wassereinlagerung).	Stimmungsschwankungen, depressive Verstimmungen, „Heultage". Heißhungerattacken negatives Denken Energielosigkeit Lustlosigkeit, eher introvertiert	Unfruchtbare Tage nach Eintritt folgender Zeichen: Basaltemperatur bleibt hoch, die Scheide ist trocken, der Muttermund geschlossen, die Cervix ist hart (wie Nasenspitze). Sekret kaum oder klebrig.	Sie können nach einer kurzen Phase der Entspannung in ein Tief kommen. Nehmen Sie sich in den letzten Tagen vor der Regel nicht zu viel vor. Genießen Sie es, sich auszuschlafen. Gönnen Sie sich einen guten Bissen, mit dem Abnehmen wird es jetzt nichts. Nicht traurig sein! Der Gewichtsanstieg ist auch auf Wassereinlagerung zurückzuführen. Keine stark gewürzten Speisen essen. Spaziergänge an der frischen Luft und etwas Sport können bei beginnenden depressiven Phasen helfen.

Farbenerklärung: ■ Menstruationsphase ▨ Östrogenphase ▨ Eisprungphase ▨ Gelbkörperphase

Um Frauen zu helfen, das neue Wissen der Selbstbeobachtung zu verstehen und auch in Zukunft zu behalten, habe ich einen anschaulichen Vergleich gefunden: Gebärmutterhals und Muttermund können mit einer Pflanze verglichen werden, die sich im Laufe des Monatszyklus dreimal deutlich verändert. In den ersten Tagen nach der Regelblutung gleicht die Portio einer festen Knospe. Die Blütenblätter sind geschlossen. Die Portio ist gut tastbar. Mit den Tagen der zunehmenden Fruchtbarkeit beginnt sich die Knospe langsam zu öffnen. Die Blume beginnt zu wachsen – die Portio tritt höher. Die Frau muss den Finger etwas tiefer einführen um sie zu berühren. Die Blütenblätter entfalten sich. Die Blüte ist deutlich weicher als die Knospe. Die weit geöffnete Blüte ist sehr feucht. Reichlich Sekret haftet auf den Blütenblättern. Sie erinnert an den Morgentau. Wenn die Blüte voll erblüht ist, ist die Zeit höchster Fruchtbarkeit. Nach einigen Tagen schließt sich die Blüte wieder. Die Portio wird hart und tritt wieder tiefer – die Pflanze ist zur Frucht geworden.

Einige Monate nach einem Aufklärungskurs für serbische Frauen bat ich diese ihre Eindrücke zusammenzufassen und mir einen persönlichen Brief zu schreiben, damit ich weiß, ob sie mich richtig verstanden haben.

Einen Brief einer besonders engagierten Seminarteilnehmerin habe ich im folgenden abgedruckt, da er vielleicht für andere Frauen hilfreich sein kann:

„Mein kleiner Zwerg, mein heimlicher Freund und Berater!"

Ich habe nun endlich den Muttermund mit meinem Finger richtig fühlen gelernt. Dank Ihrer Hilfe habe ich jedes sicher falsch anerzogene Schamgefühl überwunden und nach dem Duschen in hockender Stellung mit meinem Zeigefinger meine Scheide gefühlt, so wie das sonst nur der Frauenarzt tut. Das knopfförmige, feste Ende der Scheide ist also der Teil der Gebärmutter, der in meine Scheide wie ein Zapfen hineinreicht und wie ein kleiner Stöpsel meine Scheide verschließt. Es tastet sich wie ein fester Knopf an. Die Öffnung des Muttermundes kann ich nur sehr schwer fühlen. Täglich nach dem Duschen mache ich diese Tastuntersuchung. Mein Mann, dem ich von meiner Aufgabe berichtet habe, hat einen lieben Spitznamen für meinen Freund und Ratgeber gefunden: „Gehst du dein Zwergerl besuchen?" Und tatsächlich, dieses „Zwergerl" ändert mit jedem Tag seine Form und seine Beziehung zu meinem suchenden Finger. Tatsächlich fühle ich vor allem, wie es jetzt nach einigen Tagen höher steigt (es ist der 10. Zyklustag, also der 10. Tag nach dem 1. Tag der letzten Blutung) und ich spüre, wie der Muttermund deutlich weicher wird. Das vorher kaum fühlbare Grübchen, das in die Gebärmutter hinein führt, der so genannte Muttermund, wird jetzt erst deutlich für mich spürbar und ich taste, dass er weiter wird. Trotzdem ich, wie geraten, mich morgens stets zur gleichen Zeit selbst untersuche, merke ich, dass er manchmal schlechter zu erreichen ist. Sie haben gesagt, er tritt höher. Mein „Zwergerl" ist auch wirklich wie eine Blume, von der Knospe zur Blüte geworden. *Es geht auch reichlich dünnes, schleimiges Sekret ab, das meinen Finger feucht macht und sich wirklich wie zähflüssiges und rohes Eiweiß anfühlt. Dieser Schleim wird täglich mehr. Es stimmt alles zusammen. Es ist jetzt der 14. Tag meines Zyklus und vermutlich auch der Tag, an dem der Eisprung stattfindet. Ich versuche auf diesen Schmerz zu warten, aber fühlen kann ich den Eisprung nicht. Mit meiner täglichen Fingerprobe nach der Dusche mache ich weiter. Heute, 3 oder 4 Tage später, habe ich kaum mehr Schleim am Finger. Die Knospe hat sich fest geschlossen. Mein „Zwergerl" ist wieder hart und unnahbar, fühlt sich an, als würde ich die Nasenspitze angreifen. Alles was wir bei Ihnen gelernt haben kann ich wirklich spüren. Das Sekret ist jetzt klebrig, beinahe fest. Nun ist auch Liebe ohne Angst erlaubt, denn eine Schwangerschaft kann ich mir noch nicht leisten. Ich danke Ihnen vielmals für alles, was ich in Ihrem Kurs gelernt habe"...*

M.C.

Die Zyklusblume

Von der Knospe über die Blüte zur Frucht
Ein Beispiel bei einem annähernd 28-tägigen Menstruationszyklus

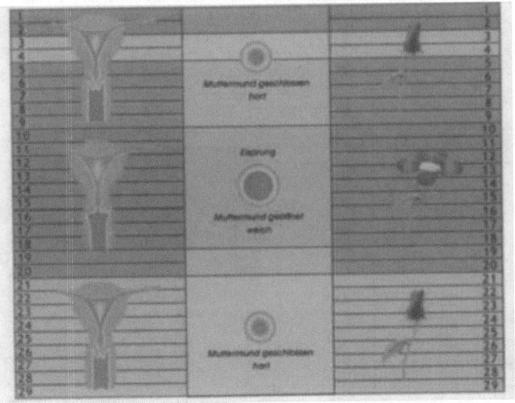

| Gebärmutter | Muttermund | Zyklusblume |

Zusammenfassung:

Die wichtigsten Ovulationszeichen bei der Selbstuntersuchung

Die Frau ist höchst fruchtbar, wenn der tastbare Gebärmutteranteil (Gebärmutterhals und Muttermund) verändert ist.

1. Der Gebärmutterhals ist
➢ weiter
➢ weicher
➢ höher

2. Der Zervixschleim ist
➢ flüssig
➢ reichlich
➢ glasklar
➢ fadenziehend

Der Mädchenkalender

Da sich dieser Kalender vor allem für Mädchen als Bastelkalender bewährt hat, möchte ich ihn auch in diesem Buch vorstellen.

Dieser Kalender ist ein einfacher und anschaulicher Kalender, der in unterschiedlichen Farben die hormonelle Situation der Frau während der verschiedenen Zyklusphasen und ihre Auswirkungen auf den Körper erkennen lässt. Glücksgefühle, unerklärliche Traurigkeit, aber auch schöne Haut oder zahlreiche Pickel können ebenso hormonell bedingt sein wie Blähungen, Übelkeit, Erbrechen und starke Unterbauchschmerzen, insbesondere in der Zeit des Eisprungs und während der Regelblutung. Glücklicherweise haben nicht alle Frauen und Mädchen alle diese Symptome, aber allein über die Tatsache, dass selbst eine völlig gesunde Frau zyklusabhängige Beschwerden haben kann, sollte jede Frau und jedes Mädchen informiert sein.

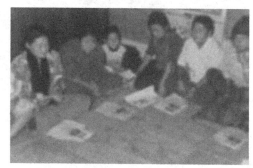

Mädchen in Nepal mit Kalendern

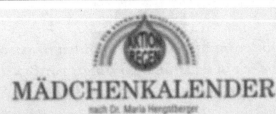

MÄDCHENKALENDER

nach Dr. Maria Hengstberger

Dieser Kalender kann von JEDER FRAU im gebärfähigen Alter verwendet werden.

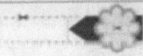

10 *Ich leide unter immer wiederkehrenden Brustschmerzen. Natürlich lebe ich in der ständigen Angst vor Brustkrebs. Welche Informationen oder Behandlungsvorschläge können Sie bei Brustschmerzen geben?*

Brustschmerzen sind besondere Schmerzen. Denn meist kommt zum physischen Schmerz noch eine psychische Komponente hinzu: Die Angst vor Brustkrebs. Besonders jene Frauen, die zu einer so genannten Risikogruppe gehören, verspüren diese Angst, besonders wenn es schon einen Fall von Brustkrebs in der Familie gegeben hat oder wenn aus anderen Gründen in besonders kurzen Abständen zu einer Mammographie geraten wurde. Unter diesen Umständen können schon geringe, aber stechende Brustschmerzen zur Qual werden.

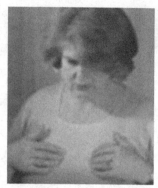

Die Ursachen von Brustschmerzen können ganz harmlos sein.

Frauen in dieser Situation möchte ich ein paar tröstende Worte sagen:

„Das erste Symptom von Brustkrebs ist fast nie der Schmerz."

Krebs im Frühstadium tut nicht weh. Wenn Ihre Brust schmerzt, werden Sie selbstverständlich Ihren Arzt aufsuchen und zu Ihrer Beruhigung eine Mammographie durchführen lassen. Der Befund wird sehr wahrscheinlich „o.B." – das heißt also in Ordnung – sein.

Die häufigsten Ursachen für Brustschmerzen sind Störungen im hormonellen Gleichgewicht ab der Zyklusmitte, vor allem das Gelbkörpermangelsyndrom. Es kann in den einzelnen Lebensabschnitten auch verschieden stark ausgeprägt sein.

1. In der Pubertät: Die Hormonproduktion bei jungen Mädchen ist noch nicht stabil.
2. Besonders in Phasen eines psychischen Hochs oder Tiefs: Eine Hochzeitsreise kann Sie genauso aus Ihrem hormonellen Gleichgewicht bringen wie eine schwere Prüfung oder tiefes seelisches Leid.
3. Im Vorwechsel: Meist geht die Produktion des Gelbkörperhormons zuerst zurück und es kommt in der Folge ebenfalls zu einem Gelbkörpermangelsyndrom, das sich eben durch Brustschmerzen sowie Wasseransammlung in den Beinen (Ödemen), Migräne oder depressive Verstimmungen äußert.
4. Zyklusabhängige Brustschmerzen können auch genetisch bedingt sein, d.h. familiär gehäuft vorkommen.

In Ausnahmefällen kann auch die Einnahme der Antibabypille oder von Hormon-präparaten gegen Wechselbeschwerden zu Brustschmerzen führen. Diese medika-mentös verursachten Brustschmerzen sollten Sie unbedingt mit Ihrem Gynäkologen abklären. Er wird Ihnen dann Präparate mit einer niedrigeren Östrogendosis oder einem anderen Gelbkörperhormon verschreiben.

Bei therapieresistenten Brustschmerzen sollte unbedingt ein Hormonstatus im Labor gemacht werden. So kann sich zum Beispiel ein erhöhter Prolaktinspiegel – der im schlimmsten Fall auf eine Geschwulst der Hypophyse hindeuten könnte – durch Brustschmerzen bemerkbar machen. Auch die Hormone der Schilddrüse sollten bestimmt werden.

Besonders starke Brustschmerzen können bei einer Entzündung der Brust auf-treten. Die Schmerzen sind dann meist einseitig. Die betroffene Brust ist gerötet, heiß, stellenweise geschwollen und sehr druckempfindlich. In diesem Fall wird Ihr Arzt Antibiotika und entzündungshemmende Medikamente verschreiben.

Da sich stechende Schmerzen in der Brust oft schwer lokalisieren lassen, sollte zusätzlich ein Röntgen der Brustwirbelsäule gemacht werden. Nervenschmerzen – etwa bei Bandscheibenschäden – können mitunter auch zwischen den Rippen bis hin zum Brustbein zu spüren sein. Da auch Herzschmerzen nach allen Richtungen ausstrahlen können, sollte bei der Suche nach der Ursache des Brustschmerzes auch ein EKG gemacht werden.

Erste Hilfe bei Brustschmerzen

1. Keine Angst!
   Psychische Angst führt zu körperlichen Verspannungen und verstärkt den Schmerz. Lassen Sie daher auf jeden Fall zu Ihrer Beruhigung und zur Abklärung der Schmerzen sofort eine Mammographie machen.

2. Stützen der Brust durch einen gut sitzenden Büstenformer wird meist als ange-nehm empfunden, besonders weil der Bewegungsschmerz dadurch gelindert wird.

3. Vermeiden Sie unbedingt Kaffee, Tee (auch grünen Tee), Cola-Getränke und Schokolade (besonders wenn Sie an Brustschmerzen ab der Zyklusmitte leiden).

4. Auch eine Diät und eine Therapie, die entwässert, könnte Ihre Brustschmerzen lin-dern.

5. Eincremen mit einer Progesteronsalbe ist dann hilfreich, wenn der Schmerz hor-monell bedingt ist, also besonders in der zweiten Zyklushälfte auftritt.

6. Kühle Umschläge, eventuell auch mit etwas Alkohol - aber nicht zu kalt - können die Schmerzen besonders bei einer Entzündung lindern.

7. Eine Lymphdrainage der Brust kann von einer ausgebildeten Therapeutin durchgeführt werden, die auch Sie darin unterweisen kann.

8. Natürlich können kurzzeitig auch schmerzstillende und entzündungshemmende Medikamente helfen, die Sie von Ihrem Arzt erhalten.

9. Eine hormonelle Therapie mit Gelbkörperhormon bei prämenstruellen Syndrom muss Ihnen Ihr Arzt verordnen. Wenn gleichzeitig eine Kontrazeption gewünscht ist, kann die Einnahme der richtigen Pille oder die Verwendung der Hormonspirale sogar eine Therapie für Ihre Brustschmerzen sein.

10. Das Eincremen mit einer schmerzlindernden und entzündungshemmenden Creme kann ebenfalls helfen.

11. Reduzieren Sie Salz in Ihrer Nahrung, da es zu Flüssigkeitsansammlung im Gewebe führt.

12. Wenn die Brustschmerzen hormonell bedingt sind, also besonders vor der Regel auftreten, können auch pflanzliche Wirkstoffe, vor allem Nachtkerzenöl und Präparate, die Mönchspfeffer enthalten, helfen. Was viele Frauen nicht wissen ist, dass diese „natürlichen" Hilfen – wie Pflanzenhormone allgemein – zwei bis drei Monate lang eingenommen werden müssen, bis der Körper sich darauf einstellt und eine Wirkung eintritt. Die meisten Frauen brechen aus Unwissenheit diese Therapieform zu früh ab.

13. Lassen Sie sich in Ihrer Apotheke beraten: Immer wieder kommen neue „natürlich wirkende" Präparate auf den Markt, die individuell sehr helfen können.

14. Denken Sie auch an die Möglichkeit der Homöopathie und Akupunktur.

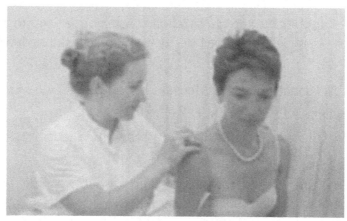

Auch Akupunktur kann bei Brustschmerzen helfen

11

Meine Mutter ist an Brustkrebs gestorben und deshalb habe ich ein erhöhtes Brustkrebsrisiko. Können Sie für uns einen leicht verständlichen Fragebogen zusammenstellen, wann Frauen besonders gefährdet sind, an Brustkrebs zu erkranken?

Ich habe versucht, die wichtigsten und bekanntesten Risikofaktoren für Brustkrebs im folgenden Fragebogen zusammenzufassen. Oftmals sind es auch nur schlechte Gewohnheiten, die das Risiko an Brustkrebs zu erkranken, erhöhen. Rechtzeitig erkannt und beachtet, kann das Risiko verringert werden.

	JA	NEIN
1. *Das Risiko, an Brustkrebs zu erkranken, kann genetisch bedingt sein, und ist daher erblich.*		
Sind in Ihrer Familie (Schwester, Mutter, Tante, Großmutter) Fälle von Brustkrebs bekannt?	❑	❑
Ist Ihr Vater, Bruder oder ein anderer männlicher Blutsverwandter an Prostatakrebs oder Darmkrebs erkrankt?	❑	❑
2. *Brustkrebs ist ein hormonabhängiger Tumor. Die folgenden Fragen stehen daher mit Ihrem Hormonstoffwechsel in unmittelbarem Zusammenhang.*		
Haben Sie viele Jahre hindurch Hormonpräparate (z.B. im Wechsel) eingenommen?	❑	❑
Hatten Sie schon sehr früh (mit 10 oder 11 Jahren) die erste Regel?	❑	❑
Kamen Sie relativ spät (mit 50 Jahren oder später) in den Wechsel?	❑	❑
Gehören Sie zu den Frauen, die niemals geboren haben?	❑	❑
Haben Sie Ihr erstes Kind erst spät (nach dem 30. Lebensjahr) bekommen?	❑	❑
Haben Sie wenig oder nie gestillt, oder wurden Sie frühzeitig medikamentös abgestillt?	❑	❑

3. *Alles, was das Immunsystem schwächt, kann auch die Abwehrkraft gegen Krebs schwächen.*

Rauchen Sie viel? ❑ ❑

Trinken Sie regelmäßig Alkohol? ❑ ❑

Schlafen Sie besonders wenig oder schlecht? ❑ ❑

Glauben Sie selbst, sich falsch zu ernähren? (D.h. zu fettreich,
zu wenig Gemüse und Obst, häufig Konserven etc.) ❑ ❑

Leiden Sie unter Übergewicht? ❑ ❑
(Es ist statistisch erwiesen, dass schlanke Frauen seltener an
Brustkrebs erkranken!)

Leben Sie privat oder beruflich in einer außergewöhnlichen Stress-
situation? (z.B. Familienkrisen, Berufsprobleme, Pflegefälle etc.) ❑ ❑

4. *Für ein intaktes Immunsystem ist es wichtig, wenn der Mensch
   in Bewegung bleibt. Auch das Gewebe der Brust muss mitbewegt
   und gut durchblutet werden, da es sonst zu Stauungen
   (besonders des Lympfabflusses) kommen kann.*

   Machen Sie eher wenig Bewegung? ❑ ❑

   Betreiben Sie wenig und unregelmäßig Sport? ❑ ❑

   Ist Ihre Brust ein Stiefkind im Gesundheitsbewusstsein zu Ihrem
   Körper? (Kein Eincremen etc.) ❑ ❑
   Tragen Sie eher enge, einschnürende Büstenformer
   (z.B. Reifen-BHs)? ❑ ❑

5. *Frauen, die unter so genannter Mastopathie leiden,
   was übersetzt nichts anderes als „Brustkrankheit" heißt,
   sollten die empfohlenen Röntgenuntersuchungen unbedingt
   regelmäßig durchführen lassen.*

   Sind Sie laut Mammographiebefund eine so genannte
   Risikopatientin? ❑ ❑

   Wurden Kalkschatten, Fibroadenome, Lipome etc. im
   Röntgenbild festgestellt? ❑ ❑

   Leiden Sie wiederholt unter bisher nicht erklärbaren
   Brustschmerzen? ❑ ❑

6. *Je älter eine Frau ist, desto größer ist ihr Risiko, an Brustkrebs zu erkranken. (Dennoch sind auch Frauen unter dem 30. Lebensjahr in seltenen Fällen brustkrebsgefährdet.)*

   Sind Sie älter als 45 Jahre? ❏ ❏

7. *Wenn Sie schon einmal Brustkrebs hatten, besteht mit hoher Wahrscheinlichkeit das Risiko, auch an der zweiten Brust zu erkranken.*

   Wurden Sie in früheren Jahren schon einmal an Brustkrebs operiert? ❏ ❏

8. *Umwelteinflüsse spielen sicher bei der Entstehung von Krebs eine Rolle.*

   Leben Sie in unmittelbarer Nähe von Industrieballungszentren? ❏ ❏

   Arbeiten Sie mit chemischen Stoffen, deren Unschädlichkeit nicht sicher bewiesen ist? ❏ ❏

9. *Manchmal kann der auslösende Faktor für Brustkrebs auch ein Trauma sein.*

   Hatten Sie eine Verletzung in der Brust (Schlag, Tennisball, Stoß)? ❏ ❏

   Leiden Sie an chronischen „Ekzemen" im Brustbereich, Entzündungen, schlecht heilenden Wunden etc.? ❏ ❏

Auch psychische Probleme und die Entstehung von Brustkrebs sind in unmittelbarem Zusammenhang zu betrachten. Beachten Sie deshalb auch den psychosomatischen Fragebogen – siehe Seite 76.

12

Eine regelmäßige Selbstuntersuchung der Brust traue ich mir nicht zu. Ich taste so viele Knötchen, dass ich verunsichert bin. Wie kann ich zwischen den Mammographieterminen und Brustuntersuchungen durch den Arzt dieser Erkrankung zusätzlich vorbeugen?

1. Ein persönlicher Tipp: Nehmen Sie Ihre Brust ins tägliche Kosmetikprogramm auf. Gewohnheitsmäßig lernen Sie so das Gewebe Ihrer Brust wirklich kennen und bald werden Sie auch die zyklusabhängigen Veränderungen des Brustgewebes fühlen lernen. Schon aus kosmetischen Gründen wird jeder Frau geraten, mit zunehmendem Alter auch Hals und Dekolleté einzucremen. Ihrer Gesundheit zuliebe, zur besseren Durchblutung des Gewebes und zum gezielten Abtransport von Schadstoffen gönnen Sie auch Ihrer Brust ein paar „Streicheleinheiten": Das ist „positive" Krebsvorsorge.

2. Es ist selbstverständlich, dass die empfohlenen Untersuchungs- und Mammographietermine eingehalten werden.

3. Eine bewusste Selbstkontrolle sollte einmal im Monat durchgeführt werden. Die Selbstkontrolle erlernen Sie am besten nach Anleitung eines Arztes, einer Brustuntersuchungsschwester oder durch Information aus einem Gesundheitsbuch. Die besten Tastergebnisse erhalten Sie in den Tagen nach der Menstruation und noch vor dem Eisprung. Auf der Zykloplan-Kalenderscheibe, die auch in diesem Buch (siehe Seite 30) vorgestellt wird, weist die Farbe grün darauf hin und erinnert: „Führe jetzt Deine Untersuchung durch – das Gewebe ist nun ideal tastbar".

4. Ergänzend zur Selbstkontrolle sollte die Brust auch einmal monatlich in der Badewanne (in der Knie-Ellbogenlage – Arme abgewinkelt am Badewannenrand) abgetastet werden. Durch den Auftrieb im Wasser wird das Gewebe gleichmäßiger und jede Verdichtung auch im unteren Brustbereich ist besser tastbar.

5. Auch die Achselhöhlen sollten im Rahmen der Selbstuntersuchung abgetastet werden. Der Arm auf der Seite, die Sie untersuchen, sollte dabei locker herunterhängen. Das Gewebe in den Achselhöhlen ist dann leicht durchtastbar und eventuell angeschwollene Lymphknoten können besser getastet werden.

6. Schließen Sie in jedem Fall beim Abtasten die Augen – verbessert den Tastsinn.

7. Auch die Lymphdrainage der eigenen Brust kann erlernt werden, z.B. von ausgebildeten Lymphdrainage- oder Brustuntersuchungsschwestern. Grundsätzlich sollte die Streichbewegung Ihrer Finger immer in Richtung Achselhöhle erfolgen. Ein kurzer Griff auf die dort liegenden Lymphknoten ist eine sinnvolle Ergänzung jeder Selbstkontrolle.

8. Reduzieren Sie vor der Menstruation Genussmittel wie Tee, Kaffee, Cola-Getränke und Schokolade – besonders dann, wenn Sie zu Brustschmerzen neigen. Sollten diese Beschwerden öfter auftreten, konsultieren Sie Ihren Frauenarzt. Es könnte ein Hinweis auf Gelbkörperhormonmangel oder auf Erhöhung des Prolaktinspiegels sein.

9. Ein neuer Handgriff, den Sie jederzeit unauffällig durchführen können, sollte für Sie zur Gewohnheit werden: Umfassen Sie mit der rechten Hand den Ansatz des linken Brustmuskels und umgekehrt. Streichen Sie mit der flachen Hand das Brustgewebe Richtung Achselhöhle aus. So führen Sie wie oben beschrieben gleichzeitig eine sanfte Lymphdrainage durch.

10. Tragen Sie den richtigen Büstenhalter: BHs mit Reifen sollten Sie nur in Ausnahmefällen tragen und wenn überhaupt, dann nur Modelle mit großen Körbchen, damit das äußere Reifenende Ihr Brustgewebe,

Fast 50% aller Fälle von Brustkrebs entstehen im äußeren, oberen Anteil der Brust.

besonders im gefährdeten äußeren, oberen Quadranten, nicht ständig irritieren kann. Es sollte auch kein BH so eng oder straff anliegen, dass er den Abfluss der Lymphe (Gewebeflüssigkeit) behindern könnte.

11. Auch die Brust braucht „Bewegung": Gönnen Sie der Brust deshalb BH-freie Tage oder Stunden. Wenn Sie eine größere Brust haben, tragen Sie jedoch unbedingt einen BH beim Ausüben einer Sportart.

12. Bewusste Gedankenkontrolle (Psychohygiene): Viele Frauen kennen ihren Blutdruck, lassen regelmäßig ein EKG, vielleicht sogar ein Lungenröntgen oder ein Blutbild machen. Aber sie wissen zu wenig, wie gefährlich es für ihre Gesundheit sein kann, ständig negativ zu denken oder in Hass, Ärger, Zorn und überdurchschnittlichem Stress zu leben. Brustkrebs ist ein hormonabhängiger Tumor. Wie schon erwähnt, können auch Ihre Gedanken die Hormonproduktion beeinflussen: Positive, gute Gedanken fördern die Bildung guter, gesundheitsfördernder Hormone (z. B. Endorphine). Negative, schlechte Gedanken (Stress, Leid, Ärger) führen zu einer Fehlregulation der Hormone (z. B. Anstieg des Prolaktinspiegels und Gelbkörperhormonmangel).

13. Stärken Sie bewusst Ihre körpereigene Immunabwehr: Versuchen Sie „körperbewusst" zu leben. Besonders wichtig sind eine richtige, maßvolle Ernährung, viel Bewegung und ausreichend Schlaf. Versuchen Sie möglichst viel Freizeit in der Natur zu verbringen. Meine Erfahrung zeigt, dass naturverbundene Menschen länger leben und auch seltener krank werden.

13

Sie haben blinde Frauen für eine verbesserte Brustkrebsvorsorge ausgebildet. Können Sie uns über diese Untersuchungsmethode berichten?

Um den Frauen auch im Intervall zwischen den Mammographien und Arztbesuchen eine besonders gründliche Brustkrebsvorsorge anbieten zu können, bilde ich seit 1983 blinde Frauen zu Brustuntersuchungsschwestern aus. Diese Frauen mit ihrem überdurchschnittlich guten Tastsinn und der jahrelangen Spezialisierung führen eine besonders gründliche Untersuchung der Brust durch. Ergänzend zu der Untersuchung der Brust im Liegen und Stehen wird die Untersuchung der Brust auch in einer speziell konstruierten Wasserwanne durchgeführt.

Ich habe diese Methode erstmals am Gynäkologenkongress 1986 vorgestellt. Trotz technischer Verbesserung der Röntgen- und Ultraschalldiagnostik kommt dem Tastbefund in der Brustkrebsfrühdiagnostik noch immer größte Bedeutung zu. Daher wäre es angesichts der ständig steigenden Zahl von Brustkrebserkrankungen dringend notwendig, diesen weiter zu entwickeln und zu verbessern. Die sicherlich wünschenswerte ärztliche Untersuchung stößt hinsichtlich der verfügbaren Kapazität an ihre Grenzen, wenn ein Großteil der weiblichen Bevölkerung regelmäßig erfaßt werden soll. Den Frauen wird daher zur Selbstkontrolle geraten, was sowohl aus verständlichen psychischen Hemmungen als auch wegen der mangelnden Routine problematisch ist. Tatsächlich entdecken auch über 80% der Frauen ihren Tumor selbst, allerdings in einem fortgeschrittenen Stadium, wo es schon zu spät ist. Es wäre daher erstrebenswert, den Frauen als Alternative zur Selbstkontrolle eine Vorsorgeuntersuchung anzubieten, die nicht nur eine erhebliche Verbesserung des Tastbefundes darstellt, sondern die auch für eine gefahrlose und kostengünstige Breitenanwendung geeignet wäre. Mein Verbesserungsvorschlag besteht im Wesentlichen aus vier Maßnahmen:

1. Um einen optimalen Tastbefund zu erzielen, wird die Brust im Wasserbad untersucht. Durch den Auftrieb des Wassers wird das Gewicht der Brust annähernd kompensiert und gesundes Brustgewebe erscheint gegenüber tumorösen Verdichtungen gleichmäßiger. Ich habe dazu ein an jeden Untersuchungstisch anfügbares Hydropalpationsbecken mit entsprechender Wärme- (38°C) und Filteranlage konstruiert. Die Patientin liegt in entspannter Bauchlage, mit über dem Kopf verschränkten Armen. Die Brust taucht in das Becken ein – und kann ebenso wie die Lymphknoten in den Achselhöhlen – gut vom Untersuchenden abgetastet werden. Für Reihenuntersuchungen, z.B. in Betrieben, wo viele Frauen beschäftigt sind, lässt sich diese Methode mittels transportablen Untersuchungswannen auch im Knien durchführen (siehe Foto).

2. Die untersuchende Person muss sich einerseits durch Übung Routine erwerben und andererseits über einen überdurchschnittlich ausgeprägten Tastsinn verfügen. Meiner Erfahrung nach sind Blinde – nach entsprechender Einschulung – dafür außerordentlich gut geeignet.

3. Der Untersuchungstermin muss auf den Menstruationszyklus abgestimmt sein. Die besten Tastbefunde lassen sich bei Frauen mit 28-tägigem Zyklus zwischen dem 8. und 13. und dem 17. und 22. Tag erheben. Meine Patientinnen erhalten daher immer zyklusabgestimmte Untersuchungstermine.

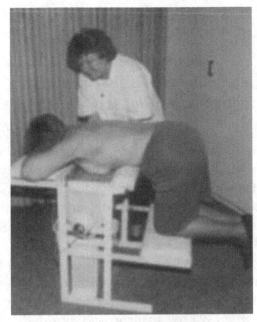

Blinde Untersuchungsschwester beim Abtasten der Brust in einer speziellen Wasserwanne (Hydropalpationswanne)

4. Im Gespräch zwischen den blinden Untersuchungsschwestern und den Patientinnen ist es Routine geworden, dass die Schwester auch auf die privaten, oft seelisch schwer belastenden Lebenssituationen der Patientinnen eingeht und diese in der Brustkartei vermerkt. In solchen Ausnahmesituationen werden die Mammographien in kürzeren Intervallen geraten.

Nicht zuletzt würde sich damit den Blinden eine neue Lebensaufgabe erschließen, verbunden mit dem Gefühl, dass sich gerade die Behinderung sinnvoll einsetzen ließe, um anderen Menschen zu helfen.

14 *Ich habe eine Gebärmuttersenkung und manchmal verliere ich Harn, besonders beim Laufen und beim Lachen. Mein Arzt empfiehlt mir Beckenbodentraining, aber ich spüre, dass ich das nicht richtig mache. Gibt es da Hilfe?*

Zu einem der häufigsten Probleme in der gynäkologischen Praxis gehört die Gebärmuttersenkung mit den daraus resultierenden Beschwerden, die von ziehenden Unterbauchschmerzen über Störungen im Sexualleben bis zum unkontrollierten Harnverlust, der Harninkontinenz, reichen. Ursachen dafür sind Übergewicht, mehrere oder schwere Geburten, Fehlatmung, falsche Ernährungs- und Stuhlgewohnheiten, schlechte Körperhaltung, angeborene Bindegewebsschwäche oder falsche Arbeitsgewohnheiten.

Auch die Tatsache, dass wir eine immer höhere Lebenserwartung haben, ohne uns jedoch auf die Folgeerkrankungen des Alters, wie z.B. Osteoporose, Arteriosklerose etc. und eine Gebärmuttersenkung, einzustellen, darf nicht übersehen werden. Wir sollten rechtzeitig versuchen, diesen Erkrankungen vorzubeugen.

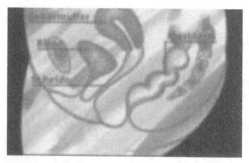

Die inneren Organe der Frau in der richtigen anatomischen Lage

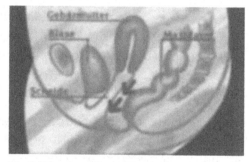

Die Gebärmuttersenkung: Die Scheidenwände sind weiter, die Gebärmutter tritt tiefer

Die Diagnose „Gebärmuttersenkung" stellt der Arzt bei der gynäkologischen Untersuchung. Das bedeutet, dass die Beckenbodenmuskulatur nicht mehr stark genug ist, die Gebärmutter und die Scheide in der anatomisch richtigen Lage zu halten. Gebärmutter und Scheidenwand treten tiefer und bilden somit die Ursachen verschiedener Beschwerden. Der unkontrollierte Harnverlust ist meist das erste Symptom einer beginnenden Senkung, es kann jedoch auch eine starke Senkung ohne Harnverlust bestehen und eine Inkontinenz ohne Senkungsbeschwerden. Eine „Senkung" können Sie auch haben, nachdem die Gebärmutter entfernt wurde. In diesem Fall senken sich nur die Scheidenwände unter dem Druck der inneren Organe (Darmschlingen).

Während man Senkung fortgeschrittenen Ausmaßes nach den derzeitigen medizinischen Kenntnissen nur operativ beheben kann, besteht bei beginnender oder leichter Senkung die Möglichkeit, durch gezieltes Trainieren der Beckenbodenmuskulatur diese so weit zu festigen, dass sich vielleicht die Notwendigkeit einer späteren Operation vermeiden lässt.

Die wichtigste Voraussetzung, dass Sie Ihre Muskeln richtig trainieren können, sind gewisse anatomische Grundkenntnisse.

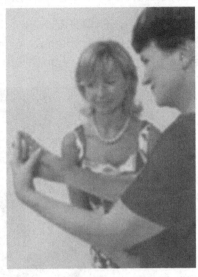

Die Muskelgruppen, die den Mastdarm, den Scheideneingang und die Harnröhre umschließen, sind nicht brettförmig angeordnet (Beckenboden!), sondern gleichen einer Dachkonstruktion. Wie Ihnen vielleicht aus der Architektur bekannt ist, besitzt ein Gewölbe, ein Bogen, eine besonders hohe Tragfähigkeit.

Damit Sie sich diese wichtige Tatsache besonders gut einprägen können, verwende ich ein Wortspiel als Gedächtnisbrücke: Stärken Sie den Beckenbogen, denn wenn er zum Beckenboden wird, kann es zum Aufbau der Muskulatur zu spät sein. Ihre Grundübung

Symbolisch zeigen meine Hände den dachförmigen Aufbau der Beckenbodenmuskulatur

sollte daher heißen: hinaufziehen, dann festhalten und verschließen! Mit der oft gerateten Aufforderung „Öfters mal zusammenpressen!" erreichen Sie nicht den Aufbau der Muskelgruppe, die Sie stärken wollen, sondern oftmals sogar das Gegenteil. Pressen bedeutet, etwas herauszudrücken, stattdessen sollten Sie versuchen, etwas hineinzuziehen.

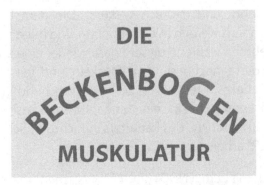

DIE

BECKENBOGEN

MUSKULATUR

Ein Wortspiel als Gedächtnishilfe

15 *Sie haben ein Gerät erfunden, mit dem die Beckenbodenmuskulatur besonders gut trainiert werden kann. Können Sie
dieses Gerät beschreiben und Anleitungen zur Therapie geben?*

Ich habe den „ENDOTRAINER" entwickelt, um die oben beschriebene Muskulatur
besser kennen und fühlen zu lernen und diese Muskeln durch mechanische Stimu-
lation zur Arbeit anzuregen.

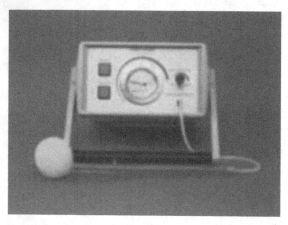

Der „Endotrainer"

Der „ENDOTRAINER" besteht aus einer für diese Therapie speziell konstruierten
Ballonsonde, die in die Scheide eingeführt wird. Durch ein pneumatisches, elektro-
nisch gesteuertes Gerät wird in rhythmischer Folge Luft in den Ballon eingepumpt
und abgesaugt, wodurch der Scheidenmuskel und die anliegenden Muskelgruppen gedehnt und entspannt werden. Während der Aufblasphase wird die
Scheide etwas überdehnt und dadurch verkürzt. Die dem Ballon anliegenden
Muskeln des Beckenbodens werden mit angehoben. Wie mit einem Lift werden sie
hochgezogen und nehmen während dieser Phase wieder eine anatomisch richtige
Lage ein. Sie spüren diese „hochgestellten" Muskeln, und teils müssen Sie nun –
entsprechend eines Reflexes, – teils sollen Sie – entsprechend Ihres Wissens – versuchen, den aufgeblasenen Ballon in seiner angehobenen Position festzuhalten. In
der Bewegung des Gummischafts des Katheters in Richtung Scheide erkennen Sie,
wie der „ENDOTRAINER" arbeitet.

Während der Übungen mit dem „ENDOTRAINER" versuchen Sie einige Sekunden mit
größter Anstrengung, den Ballon in dieser angehobenen Position in der Scheide festzuhalten. Ein kurzer Zug mit Ihrer Hand am roten Gummischaft kann Sie überzeugen,
wie kräftig Ihre Muskeln wieder arbeiten können, wenn Sie stimuliert werden.

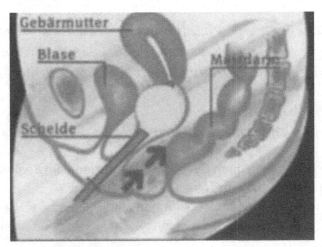

Die richtige Lage der aufgeblasenen Ballonsonde in der Scheide

Das Prinzip des „ENDOTRAINERS" beruht auf der Tatsache, dass die Muskelfasern des Beckenbodens so genannte Dehnungsrezeptoren enthalten, die sich zwangsweise auf Dehnung kontrahieren, d.h. zusammenziehen müssen. Die Verschlussfähigkeit vieler Ringmuskeln des Körpers – aber auch die Pumptätigkeit des Herzmuskels – beruht zum Teil auf diesem Prinzip.

Diesen natürlichen Reflex können Sie durch Ihr Wissen und durch kräftige Mitarbeit unterstützen und so Ihre Muskeln in kurzer Zeit wieder aufbauen. Den ersten sichtbaren Erfolg Ihrer Arbeit mit dem „ENDOTRAINER" können Sie bereits nach einer Therapiewoche am Manometer ablesen, denn der Endotrainer ermöglicht eine Übung gegen einen Widerstand. Wer schon einmal mit Hantel oder Expander trainiert hat, weiß wie kräftig schon in kurzer Zeit Muskelgruppen aufgebaut werden können, wenn sie aktiv zur Mitarbeit angeregt werden. Informationen und eine Broschüre, wie Sie mit diesem Gerät am sinnvollsten arbeiten können, erhalten Sie in Beratungsstellen oder in meiner Ordination.

Schneller Muskelaufbau durch Übung gegen einen Widerstand

16
Gibt es allgemeine Richtlinien wie man am sinnvollsten einer Gebärmuttersenkung vorbeugt und sie im Frühstadium richtig behandelt? Wann sind die Übungen mit einem Endotrainer besonders geraten?

Die wichtigsten Möglichkeiten versuche ich hier für Sie zusammenzufassen:

1. **Suchen Sie regelmäßig Ihren Gynäkologen auf, denn am Beginn jeder therapeutischen Maßnahme muss eine Diagnose stehen!**
Eine ärztliche Abklärung ist unbedingt notwendig. Ein großer Myomknoten z.B. kann ähnliche Beschwerden hervorrufen wie eine Gebärmuttersenkung!

2. Achten Sie auf die **Anfangssymptome:** ziehende Schmerzen im Unterbauch, Kreuzschmerzen, Beschwerden beim Verkehr, Fremdkörpergefühl in der Scheide, aber vor allem der beginnende Harnverlust, besonders beim Husten, Niesen, Laufen, Springen, Heben, Stiegensteigen und beim Sport. Bei jedem plötzlichen Druckanstieg im Bauchraum wird der Verschlussmuskel der Harnröhre maximal beansprucht und kann, wenn er zu schwach geworden ist, nicht mehr willentlich geschlossen werden.

3. Als **Risikofaktoren** für diese Erkrankung gelten: eine **angeborene Bindegewebsschwäche**, die oft erblich ist. Sie erkennen sie an der Neigung zu Krampfadern, Hämorrhoiden, schlaffer Bauchdecke, Hängebrüsten etc. Auch Fehlatmung, Übergewicht und eine gewohnheitsmäßig falsche Körperhaltung fördern das Entstehen einer Gebärmuttersenkung. Stehen Sie richtig, sitzen Sie aufrecht! Kopf hinauf! Brust heraus!

4. **Vorbeugen ist besser als Heilen!**
Besonders nach der Geburt, bei der die Beckenbodenmuskulatur maximal überdehnt wurde, ist eine intensive Beckenbodengymnastik anzuraten. Sie können schon am Ende der ersten Woche nach der Entbindung mit leichten Kontraktionsübungen beginnen. Eine durchschnittliche Episiotomie (Dammschnitt) oder ein chirurgisch versorgter Einriss ist etwa zwischen dem 10. bis 14. Tag nach der Geburt abgeheilt. Die Arbeit mit dem „ENDOTRAINER" sollte erst nach der ersten gynäkologischen Untersuchung nach einer Geburt und nach Anraten eines Arztes oder einer mit diesem Spezialgebiet vertrauten Hebamme erfolgen. (In unserem Beratungszentrum steht Ihnen für Fragen ebenfalls eine Hebamme zur Verfügung.)

Bei Patientinnen mit ausgeprägter Bindegewebsschwäche könnte durch rechtzeitige Vorbeugung eine Operation vermieden werden. Durch die Arbeit mit dem „ENDOTRAINER" lernen Sie Ihre Beckenbodenmuskeln wieder kennen und fühlen. Manche Patientinnen geben sogar an, nach den ersten Übungseinheiten nach einer Geburt Muskelkater zu verspüren.

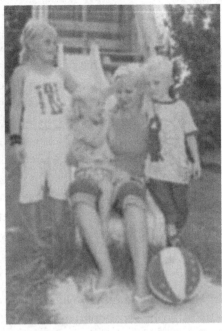

Nach mehreren Geburten in kürzeren Abständen ist ein zweiwöchiges Intensivtraining mit dem „ENDOTRAINER" zielführend.

5. **Werden Sie sich also der Wichtigkeit Ihrer Beckenbodenmuskeln wieder bewusst**, die Sie bisher nicht beachtet haben. Sie sind ebenso wichtig wie die Muskeln Ihrer Arme und Beine, da sie als Halte- und Stützapparat für Ihre inneren Organe dienen.

   Kneifen Sie (nicht pressen!) – so oft und so stark Sie können – Ihre Scheiden- und Mastdarmmuskeln fest zusammen, als würden Sie einen Gegenstand einsaugen und festhalten wollen. Dann entspannen Sie sich etwa doppelt so lange, als die Anspannungsphase gedauert hat. Denn erst in der Entspannungsphase, in der Ruhephase, baut sich der Muskel auf. Diese Übung können Sie nicht oft genug machen! Da sie niemand sehen kann, nutzen Sie die Wartezeit bei Straßenbahnhaltestellen, im Supermarkt, auf Ämtern etc.

6. Entscheidend für den Erfolg dieses Trainings ist die **richtige Atemtechnik**. Bei jeder aktiven Muskelanspannung müssen Sie ausatmen. Versuchen Sie z. B. mit aller Kraft eine Wand wegzudrücken und beobachten Sie Ihre Atmung: Sie müssen ausatmen! Aktivität, Anspannen und Ausatmen gehören also für einen kraftvollen Muskelaufbau ebenso zusammen wie Einatmen und Entspannen. Die beiden A und die beiden E gehören zusammen. Mit dieser kleinen „Eselsbrücke" ist das Prinzip leicht zu merken, das viele Patientinnen immer wieder vergessen oder verwechseln.

   Wenn Sie mit dem Endotrainer üben, fällt es besonders leicht, die richtige Atmung zu lernen, denn während der Ballon in der Scheide aktiv gedehnt wird, steigt der Katheterschaft höher. Diese Aktivität Ihrer Muskulatur ist auch am Manometer sichtbar. Sagen Sie laut das Wort „Hinauf" und betonen Sie das „F", dann verpflichtet dieses Wort geradezu zum richtigen Ausatmen.

Aber die Sportlerinnen unter Ihnen wissen: Jede Übung, die viel Anstrengung erfordert, ist mit einer betont kräftigen, manchmal lautstarken Ausatmung verbunden. Auch bei der Arbeit mit dem „ENDOTRAINER" gilt dasselbe Prinzip:

– **einatmen und entspannen:** Der Ballon liegt locker in der Scheide;
– **ausatmen und anspannen:** Der Ballon bläst sich auf, in Ihrer Vorstellung imitieren Sie eine Art Sog, Sie saugen die Luft gleichsam von unten fest in die Scheide ein und blasen sie symbolisch durch den Mund wieder aus.

Während Sie also versuchen, den aufgeblasenen Ballon in der Scheide festzuhalten, atmen Sie laut und hörbar aus. Ein bisschen Übertreibung kann beim Erlernen dieses Muskeltrainings hilfreich sein.

Die richtige Atmung bei der Arbeit mit dem „ENDOTRAINER" wird Ihnen anfangs vielleicht Schwierigkeiten bereiten. Auch hier gilt das Sprichwort: Übung macht den Meister! Aber die Erfahrung lehrt: Ihre Muskeln werden mit dem „ENDOTRAINER" auch dann aufgebaut, wenn Sie anfangs die richtige Atemtechnik noch nicht beherrschen.

7. **Husten Sie richtig? – Niesen Sie richtig?**
   Husten, niesen, lachen etc. können Sie nur, während Sie kräftig ausatmen.
   Beim Ausatmen sollten Sie anspannen! Also verschließen Sie Ihre Beckenbodenmuskeln ganz fest, wenn Sie rechtzeitig fühlen, dass Sie husten, lachen oder niesen müssen. Allmählich wird Ihnen die Übung gelingen, bis sie sogar zur Gewohnheit wird. „Diese Gewohnheit kann zu einer echten Therapie werden", erklärte mir eine Patientin, die nach einer Grippe mit starkem Husten wieder völlig kontinent („dicht") war. Trotzdem: Erziehen Sie Ihre Muskeln nicht zu einer starren Muskelplatte! Eine wichtige Eigenschaft der Muskeln sollte erhalten bleiben: die Elastizität. Der Beckenboden muss mitschwingen können, um so jeden Überdruck des Bauchraumes besser ausgleichen zu können.

8. **Nehmen Sie regelmäßig an einem der angebotenen Beckenbodengymnastikkurse teil,** die von einer ausgebildeten Therapeutin geleitet werden! Es gibt zahlreiche sehr gute Broschüren mit Anleitungen zur Durchführung der wichtigsten Übungen zur Stärkung der Beckenbodenmuskulatur. Ich habe es deshalb unterlassen, auf die Beschreibung der einzelnen Übungen näher einzugehen.
   Fragen Sie Ihren behandelnden Arzt nach einer diesbezüglichen Informationsbroschüre! Aber vergessen Sie nie: Mit täglichen 5 Minuten dieser unsichtbaren Übungen erreichen Sie mehr Muskeltraining als mit einer ganzen Gymnastikstunde einmal in der Woche!

9. **Versuchen Sie den Harn nicht länger zurückzuhalten,** als es unbedingt notwendig ist. „Öfter mal" lässt andere schmunzeln, aber Sie bleiben „dicht"! Aber hüten Sie sich vor Übertreibungen! Benützen Sie niemals, auch nicht im Stress

(„Die Nächste wartet schon!"), die Bauchpresse beim Urinieren! Versuchen Sie, die Blase in Ruhe völlig zu entleeren. Das Verbleiben von Restharn in der Blase sollte vermieden werden!

10. Im Vorwechsel und **Wechsel** sollte die Therapie mit dem „ENDOTRAINER" mit der Verwendung einer **ÖSTROGENSALBE** kombiniert werden. Vielleicht ist Ihre Inkontinenz das erste Anzeichen eines beginnenden Wechsels, und Sie benötigen – nach Rücksprache mit Ihrem Arzt – bereits eine Hormontherapie.

11. Es gibt auch andere medizinische Behelfsmittel (z.B. Konen, Elektrostimulatoren etc.), die den Wiederaufbau Ihrer Beckenbodenmuskulatur wie der „ENDOTRAINER" aktiv beeinflussen. Sprechen Sie darüber mit Ihrem Arzt! Jeder Arzt wird Ihnen die Methode anraten, mit der er bisher bei seinen Patientinnen die beste Erfahrung gemacht hat. Folgen Sie seinen Anweisungen! Es führen viele Wege zum Ziel, aber Ihr Arzt sollte Sie auf dem von ihm vorgeschlagenen Weg begleiten.

12. Erwidern Sie die Liebe Ihres Partners durch **aktive Beteiligung beim Geschlechtsverkehr!** Eine schlaffe erweiterte Scheide verringert auch die Potenz des Mannes: Ein Circulus vitiosus beginnt, der bis zur Ehekrise führen kann. Der Mann, der glaubt, ein Recht auf sexuelle Befriedigung zu haben, könnte manchmal einen Ersatz suchen.
Wie bereits gesagt, ist es in vielen Kulturkreisen sogar eine Verpflichtung für junge Mädchen, ihre Scheidenmuskeln gezielt zu trainieren.
Ihre Bemühungen, aktiv zu lieben, werden meist durch die Fähigkeit belohnt, einen Orgasmus zu haben.

13. **Eine gewohnheitsmäßig falsche Körperhaltung beim Arbeiten** kann eine Senkung fördern, z.B. häufige Gartenarbeit in hockender Stellung (Arbeit besser kniend verrichten!), auch falsches Tragen schwerer Lasten (dazu gehören vor allem Einkaufstaschen); verwenden Sie daher auch für kurze Strecken eher einen Einkaufswagen oder einen Rucksack. Das ist auch ein guter Tipp zur Vorbeugung und Therapie von Kreuzschmerzen.

14. Achten Sie auf **geregelten** Stuhlgang!
Wer immer stark pressen muss, belastet regelmäßig den Beckenboden. Ein Joghurt am Morgen kann so indirekt Ihre Senkungsprobleme günstig beeinflussen. Es sollte auch zu einer wichtigen, leicht erlernbaren Gewohnheit werden, nach dem Stuhlgang und nach der Harnentleerung noch einige Sekunden auf der Toilette sitzen zu bleiben, um bewusst die mit Anstrengung nach unten gepressten Muskeln wieder in die anatomisch richtige Lage hochzuziehen.

15. Frauen mit **Übergewicht** neigen besonders zu Senkung und Inkontinenz. Denken Sie daran, auch wenn Ihnen das Abnehmen schwer fällt. Wenn Sie so dick sind, dass eine „Fettschürze" ständig auf Ihre Blase drückt, ist es geraten, vom Bandagisten ein Stützmieder anfertigen zu lassen, damit die Last der schweren Bauchdecke zumindest vorübergehend vom Mieder getragen werden kann bzw. auf den gesamten Unterbauch verteilt wird.
Abnehmen ist in diesem Fall natürlich oberstes Gebot!

16. Auch bei Venenstauungen im kleinen Becken können sich Senkungsbeschwerden verschlechtern. Machen Sie deshalb regelmäßig **Venenpumpübungen**, die Sie ebenfalls in den angebotenen Gymnastikkursen erlernen können.

17. Die wichtigste und sicherste Therapiehilfe ist **Ihr guter Wille**. Er kann mehr bewirken, als Sie ihm zutrauen. „Ich will mir diese Operation ersparen! Ich habe noch Muskeln, die ich wiederaufbauen kann. – Ich werde dieses Ziel erreichen."

18. Zum Abschluss meiner Ratschläge möchte ich Ihnen noch **einen ganz persönlichen Tipp** für einen schnellen Therapieerfolg geben:

Oft werden wir konfrontiert mit Frust, Ärger und verletzenden Beschuldigungen durch unsere Mitmenschen. Machen Sie's nicht wie bisher! Schlucken Sie Ihr Leid, Ihre Enttäuschung nicht hinunter, sondern spannen Sie mit ganzer Kraft die Muskulatur Ihres Beckenbodens an und „verschließen" Sie sich diesem Ärger. Machen Sie fest zu! Lassen Sie kein Leid an sich heran, keinen Frust in sich hinein! Schon bald werden Sie fühlen, wie stark Ihr Beckenboden wird …, denn Anlässe für diese Übungen geben uns unsere Mitmenschen genug. Wenn Ihnen diese Übungen zur Gewohnheit werden, danken Ihnen Psyche und Körper dafür, denn wer seine Probleme nicht hinunterschluckt, ist erwiesenermaßen weniger krank.

17

Können Sie eine Zusammenstellung machen, welche Frauen besonders gefährdet sind, an Gebärmuttersenkung und Harninkontinenz zu erkranken?

Mit dem folgenden Fragebogen möchte ich Ihnen eine kurze Zusammenstellung geben, wann Sie mehr als andere Frauen dazu neigen könnten, an einer Gebärmuttersenkung zu erkranken:

	JA	NEIN
Leiden Sie unter angeborener Bindegewebsschwäche? (z.B. Hängebrüste oder Hängebauch weisen darauf hin.)	❑	❑
Hatten Sie zwei oder mehrere Geburten in kürzeren Abständen?	❑	❑
Waren die Geburten besonders schwierig?	❑	❑
Waren die Kinder besonders groß und schwer?	❑	❑
Klagten schon Schwester, Mutter oder Großmutter über Gebärmuttersenkung? (Bindegewebsschwäche ist erblich!)	❑	❑
Müssen Sie regelmäßig schwer tragen oder heben?	❑	❑
Haben Sie Krampfadern oder neigen Sie dazu?	❑	❑
Sind Sie fettleibig? (Muskelzellen werden oft durch Fettzellen ersetzt!)	❑	❑
Neigen Sie immer wieder zu Verkühlungen oder Krankheiten, bei denen Sie stark husten müssen?	❑	❑
Neigen Sie zu Stuhlproblemen, besonders Verstopfung, wobei Sie regelmäßig stark pressen müssen?	❑	❑
Sind Sie im Wechsel und nehmen keine Hormonersatzpräparate oder sollen Sie keine nehmen?	❑	❑
Erleben Sie den sexuellen Verkehr nur inaktiv, und haben Sie selten oder nie einen Orgasmus?	❑	❑

Die Anzahl der Punkte, die Sie mit „Ja" beantworten müssen, soll Ihnen helfen, die Neigung zu dieser Erkrankung rechtzeitig zu erkennen und ihr so auch rechtzeitig vorbeugen zu können.

18
Ich leide unter prämenstruellen Beschwerden und mein Arzt spricht von Vorwechsel und Gelbkörpermangel. Ich kenne aber auch das Gelbkörperhormon aus der Schwangerschaftsverhütung. Können Sie genauere Informationen geben?

Aus Gesprächen mit zahlreichen Patientinnen weiß ich, dass über das Gelbkörperhormon, auch Schwangerschaftshormon oder Progesteron genannt, nur wenig Klarheit besteht. In den Medien wird meist nur einseitig über dieses Hormon gesprochen und dem Laien fehlen die Zusammenhänge, um sich selbst ein klares Bild zu machen, wie das notwendig ist, bevor man sich für eine Therapie oder eine neue Verhütungsmethode entscheidet.

Die Wirkung des Gelbkörperhormons

Das Gelbkörperhormon wird im Eierstock gebildet und zwar in der Zeit nach dem Eisprung bis zur Menstruation. Es wird auch Progesteron oder Schwangerschaftshormon genannt: Wie sein Name ausdrückt, ist es seine wesentliche Aufgabe, die Gebärmutterschleimhaut, die vom Hormon Östrogen hoch aufgebaut wurde, so umzubauen, dass sich bei Eintritt einer Schwangerschaft der Embryo einnisten kann und ernährt wird. Der Mutterkuchen (Plazenta) bildet dann hohe Mengen an Progesteron und trägt so zur Erhaltung der Schwangerschaft bis zur Geburt des Kindes bei. Bei der nicht schwangeren Frau wird das Gelbkörperhormon im Eierstock nur in der zweiten Zyklushälfte gebildet, während das Östrogen mit nur geringen Schwankungen immer im Eierstock gebildet wird – von der Pubertät bis zum beginnenden Wechsel. Als schwangerschaftsvorbereitendes und förderndes Hormon ist das Gelbkörperhormon für Mutter und Kind ein schützendes Hormon, ein „glücklich machendes" Hormon. Es hat eine beruhigende, antidepressive Wirkung. Es schwemmt den Überschuss an Körperflüssigkeit aus, sodass es gegen Spannungsgefühle in den Brüsten ebenso wirkt wie gegen zyklusabhängige Beinödeme, Lidschwellungen oder hormonell bedingte Wasseransammlungen in den Händen und Fingern. Verfügt die Frau über genügend körpereigenes Gelbkörperhormon, kommt es auch nicht zu den gefürchteten Blähungen und dem Völlegefühl in den Tagen vor der Menstruation. Da Progesteron auch die Collagenbildung fördert, stärkt es auch die Gefäßwände und wirkt kräftigend und tonisierend auf die Beckenbodenmuskulatur.

Der Gelbkörperhormonmangel

Bei dem breiten Wirkungsspektrum dieses Hormons ist es nicht erstaunlich, dass ein Mangel dieses Hormons eine große Anzahl von Beschwerden hervorruft. Ein

Gelbkörperhormonmangel kommt physiologisch in der Pubertät und in der Zeit des Vorwechsels und des beginnenden Klimakteriums vor, wenn der weibliche Zyklus noch nicht oder nicht mehr stabil ist.

Bei einem Mangel an Gelbkörperhormon, der in jedem Alter auftreten kann, überwiegt das Östrogen und dies führt zu einer Reihe typischer Beschwerden. In einem Fragebogen habe ich die häufigsten Symptome eines Gelbkörperhormonmangels für Sie zusammengefasst:

Leiden Sie besonders während der 2. Zyklushälfte unter folgenden Beschwerden?

Kommt es vermehrt zu Wasseransammlung (Ödeme) in den Beinen, geschwollenen Lidern, flüssigkeitbedingter Gewichtszunahme?

Sind die Brüste gespannt und schmerzhaft, besonders knapp vor der Periode?

Leiden Sie unter Blähungen?

Haben Sie Krämpfe und Schmerzen im Unterbauch, die sich bis zur Menstruation verstärken?

Fühlen Sie sich abgespannt, müde, depressiv und lässt Ihre Lust auf „Sex" nach?

Ist Ihre Menstruation besonders stark, verlängert, schmerzhaft?

Leiden Sie vor der Regelblutung an Kopfschmerzen oder Migräne, die bald nach den ersten Blutungstagen nachlassen?

Neigt Ihre Haut besonders in den Tagen vor der Blutung vermehrt zu Pickeln?

Häufig kann es auch scheinbar grundlos zu Schwankungen des Gelbkörperhormons während einzelner Lebensphasen kommen. Neben einer genetisch gehäuften Anlage zum Gelbkörperhormonmangel können schwere Stress- oder Belastungssituationen Störungen des sensiblen Hormongleichgewichts zur Folge haben. Der Mangel an Gelbkörperhormon sorgt somit schützend dafür, dass Frauen in psychischen und körperlichen Ausnahmesituationen nicht schwanger werden können. Dieser natürliche Schutz ist manchmal sogar im Ultraschall sichtbar und somit nachweisbar.

Die „Stresszyste"

Wenn eine Schwangerschaft für eine Frau aus gesundheitlichen Gründen gefährlich oder unmöglich wäre, kommt es im Eierstock gar nicht zum Eisprung. Die Gebärmutterschleimhaut ist zwar noch aufgebaut, aber der Eisprung findet nicht statt. Die Follikelzyste im Eierstock platzt nicht, sondern wird zunehmend größer und der Frauenarzt diagnostiziert im Ultraschall eine sogenannte „funktionelle" Zyste als Folge der gestörten Funktion des Eierstocks. So eine mit Flüssigkeit prall gefüllte Zyste kann 5 – 6 cm oder noch größer werden und muss, obwohl sie nur die Folge einer harmlosen Hormonentgleisung ist, unbedingt nach 2 bis 3 Monaten im Ultraschall kontrolliert werden. Da sich die durch Östrogen aufgebaute Schleimhaut in der Gebärmutter wegen des Progesteronmangels nicht umwandeln kann, bleibt in der Folge oft auch die erwartete Regelblutung aus. Durch die Gabe eines Gelbkörperhormons als Therapie wird dieses Hormondefizit ausgeglichen, die Regel tritt ein, die Zyste platzt und die freie Flüssigkeit wird im Bauchraum aufgesaugt.

Für die Frau sollte diese „funktionelle" Zyste jedoch eine kleine Warnung sein oder zumindest Anlass zur Frage: War diese Zyste Zufall oder habe ich selbst dazu beigetragen, dass es zu dieser Hormonentgleisung gekommen ist?

Das Wort „Stresszyste" habe ich bewusst gewählt, um meinen Patientinnen die Angst vor einem bösartigen Tumor zu nehmen und sie verständlich und einprägsam auf den möglichen Zusammenhang zwischen einer Hormonentgleisung und ihrem stressreichen Leben aufmerksam zu machen. Es erscheint mir wichtig, dass die Frauen darüber informiert sind, dass sich Stress zwar manchmal im Ultraschall zeigt, obwohl ein Mangel an Gelbkörperhormon im routinemäßig durchgeführten Hormonspiegel nicht nachweisbar ist.

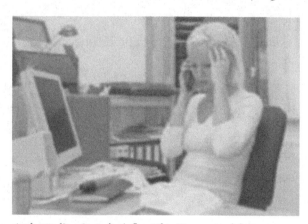

Auch ständiger Stress beeinflusst Ihre Hormonproduktion

Die häufigsten Ursache für das Entstehen einer „Stresszyste":

1. **Körperliche Höchstbelastung**, z.B. Leistungssport, beruflicher und familiärer Dauerstress, wenig Schlaf
2. **Psychische Höchstbelastung:** schweres Leid, Todesfall, Prüfungen, hohe berufliche Anforderungen, aber auch starke positive Emotionen wie Hochzeit, große Reisen etc.
3. **Gewichtsabnahme, Diäten, Krankheiten:** Die Hormonregulation schützt Sie. Jetzt sollte die Frau nicht schwanger werden, denn die Fettreserven sind entleert.
4. **Änderung des Tag-Nacht-Rhythmus:** häufige Flugreisen, geänderte Schichtarbeit (gestörter Melantoninspiegel)
5. **Erkrankungen der Schilddrüse**

Auch der Hormonspezialist Univ.-Prof. DDr. Johannes Huber bestätigt in einem Statement: „Tatsächlich wird die Aktivität der Eierstöcke auch von Stressfaktoren beeinflusst. Es ist bekannt, dass Stress-Situationen den Eierstock stören können, deswegen finde ich auch den Ausdruck „Stress-Zyste" als neuen Terminus in der Gynäkologie für viele Symptome zutreffend."

Die Gelbkörperhormontherapie

Die Therapie des prämenstruellen Syndroms und der Beschwerden des Vorwechsels besteht in einer Gabe von natürlichem Progesteron oder dem wirkungsähnlichen, synthetisch hergestellten Gestagen. Natürliches Progesteron verliert seine Wirkung, wenn es vom Magen-Darmtrakt aufgenommen wird. Deshalb ist es ratsam, Progesteron-Vaginalzäpfchen oder auch Progesteroncremen anzuwenden. Die von der Pharmaindustrie angebotenen Gelbkörperpräparate – Gestagene – werden oral eingenommen. Sie werden auch als Schwangerschaftsschutzhormone eingesetzt oder in Kombination mit Östrogenen als Antibabypille oder Hormonersatzpräparate im Wechsel. Es sind verschiedene Gestagene mit sehr verschiedenen Wirkungsspektren im Einsatz.

Die lokale Gelbkörperhormontherapie

Ein wesentlicher Fortschritt in der Gelbkörperhormontherapie ist der Einsatz eines Hormondepots in der Gebärmutter, der sich als langjährige Hilfe gegen starke und schmerzhafte Regelblutungen bewährt hat. Die lokale, hormonelle „Ruhigstellung" der Gebärmutterschleimhaut ist nicht nur in der Behandlung der Endometriose *) erfolgreich, sondern auch bei Anämien, wenn Frauen unter langen und starken Regelblutungen leiden. Das Gelbkörperhormon wirkt vorwiegend lokal in der Gebärmutter: dort, wo es wirken soll. Daher hat diese Therapie nur geringe Nebenwirkungen (s. Kasten). Die wichtigste Nebenwirkung war auch der Grund für die Entwicklung dieses Hormondepots: Während dieser Therapie kann eine Frau nicht schwanger werden. Aber Frauen, die keine Schwangerschaft wünschen, sterilisiert oder unfruchtbar sind, sollten über diese große Hilfe, besonders bei therapieresistenten Menstruationsbeschwerden und starken Brustschmerzen im Rahmen eines prämenstruellen Syndroms Bescheid wissen.

Meinen persönlichen Einsatz für dieses therapeutische Instrument verdanke ich engagierten und dankbaren Patientinnen, die mich gebeten haben, diese Möglichkeit der Therapie vermehrt in die Öffentlichkeit zu tragen, denn bislang gilt die so genannte Gelbkörperhormonspirale als reines Verhütungsmittel.

Als Entwicklungshelferin mit Afrikaerfahrung fällt mir in diesem Zusammenhang immer folgende Begebenheit ein: Ich erinnere mich an einen alten Mann in Äthiopien, der einen Regenschirm als Gehstock verwendete. Manchmal wehrte er

*) Versprengte Gebärmutterschleimhaut innerhalb der Gebärmuttermuskulatur.

auch wildernde Hunde damit ab. Aber als es einmal heftig schüttete, lehnte er sich zum Schutz vor dem Regen an eine Hausmauer, gestützt auf seinen Regenschirm.

Die Schwangerschaftsverhütung mit Gelbkörperhormon

Das Prinzip bei jeder Gelbkörperhormoneinnahme als Verhütungsmittel bleibt das gleiche: Ein dem natürlichen Gelbkörperhormon sehr ähnliches Hormon wird kontinuierlich in niedriger Dosis dem Körper zugeführt und täuscht so dem Körper eine Schwangerschaft vor. Wie besprochen kommt es daher meist zu keiner Menstruation mehr oder nur zu geringen Schmierblutungen. Für den Einsatz von Gestagenen in der Schwangerschaftsverhütung gibt es verschiedene Möglichkeiten:

- Minipillen (Verhütungsdauer: 1 Monat)
  Sie müssen jedoch sehr pünktlich eingenommen werden.
- Dreimonatsspritze (Verhütungsdauer: 12 Wochen)
- Implantat (Verhütungsdauer: 3 Jahre)
  Ein stäbchenförmiges Gelbkörperdepot wird unter die Haut des Oberarms eingesetzt.
- Hormonspirale (Verhütungsdauer: 5 Jahre) – siehe Kasten

Ganz wesentlich vor der Entscheidung für eine dieser Methoden der Schwangerschaftsverhütung erscheint mir, dass die Frau praxisgerecht über die Vor- und Nachteile der jeweiligen Methode informiert ist. So sollte beispielsweise eine Frau, für die es wichtig ist, ihren Zyklus zu fühlen und bewusst als Frau zu erleben, unbedingt von einer Verhütung mit einem Gestagen Abstand nehmen. Auch Frauen, die ihre Menstruation als eine für den Körper dringend notwendige Reinigungsblutung sehen, wie dies im Gespräch mit Patientinnen immer wieder durchklingt, sollten eine Gestagenverhütung niemals erwägen. Denn nach Zuführung dieses Hormons kommt es lediglich zu Schmierblutungen oder die Menstruation bleibt aus. Was für eine Frau unerträglich wäre, ist für die andere vielleicht der wichtigste Grund, sich für eine Gelbkörperhormonverhütung zu entscheiden. Monate-, vielleicht jahrelang keine schmerzhaften Regelblutungen zu haben, keine starken, kreislauf- und immunschwächenden Blutverluste mehr, das bedeutet für viele Frauen Verhütung und Therapie.

Das Gelbkörperhormon enthaltende Stäbchen wurde auf Initiative der Hilfsorganisation Population Council (New York) als Verhütungsmethode insbesonders für Entwicklungsländer unter dem Namen Mirena® auf den Markt gebracht.

Da es sich auch in den Industrieländern als Verhütungs- und Therapiebehelf sehr bewährt hat, möchte ich es hier ausführlich vorstellen.

Das lokale Gelbkörperhormondepot

(auch als Hormonspirale oder Mirena® bekannt)

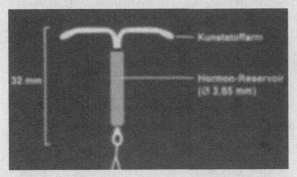

Die Mirena

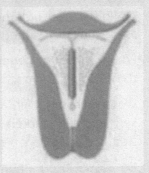

Die Lage der Mirena in der Gebärmutter

Das Wort Spirale ist unrichtig, obwohl Mirena einer herkömmlichen Spirale ähnlich sieht. Es handelt sich um ein dünnes, stäbchenförmiges Hormonreservoir für das Gestagen Levonorgestrel, das in die Gebärmutter eingesetzt wird.

Vorteile

als Verhütungsmittel

● Die Mirena hat einen **sehr hohen Sicherheitsfaktor** – laut wissenschaftlichen Studien ist sie so sicher wie eine Sterilisation.

● **5 Jahre** lang können Sie Ihr Verhütungsproblem, das oft sehr belastend ist, vergessen. Das tägliche Denken an eine Pilleneinnahme entfällt.

● Es unterscheidet sich von anderen Depotpräparaten (z.B. Injektionen) dadurch, dass es **jederzeit fast schmerzfrei entfernt** werden kann.

● Mirena ist **keine endgültige Methode**, obwohl sie höchsten Schutz bietet.

● Sie ist auch **während der Stillperiode** geeignet, da sie vor allem lokal in der Gebärmutter wirkt.

● Günstige **Verhütung im Vorwechsel**, da die natürlichen Östrogene der Frau erhalten bleiben (Schutz vor Knochenschwund etc.).

● Auch für Frauen, die noch nicht entbunden haben, ist Mirena geeignet, wenn die Gebärmutter normal groß ist.

für den therapeutischen Einsatz:

- **Schutz der Gebärmutterschleimhaut** bei Östrogentherapie im Wechsel

- Besonders geeignet für **Frauen mit Neigung zur Myombildung** – durch die lokale Gelbkörperhormonfreisetzung kann die Mirena dem Myomwachstum eher entgegenwirken als es fördern.

- Erhöhter **Schutz gegen aufsteigende Genitalinfektionen** durch Verdichtung des Zervixschleims.

- Wesentlich ist der Einsatz von Mirena **bei Endometriose** und den damit verbundenen **starken und schmerzhaften Blutungen**. Eventuell notwendige Operationen könnten verhindert werden.

- Da das Gelbkörperhormon eine beruhigende, antidepressive Wirkung hat, ist es besonders für Frauen mit depressiven Verstimmungen (v. a. 1–2 Wo. vor der Menstruation) geeignet.

- **Deutliche Linderung von zyklusabhängigen Brustschmerzen**, Brustspannungen, Wasseransammlung in den Beinen und anderen meist prämenstruell auftretenden Beschwerden.

- Besonders **geeignet für Frauen im Vorwechsel** (ca. ab 40. Lebensjahr), wo oft schon ein geringer Gelbkörperhormonmangel besteht.

Nachteile

- In manchen Fällen kommt es in den ersten **3–6 Monaten** zu Gewöhnungsproblemen mit **Schmierblutungen**. Darüber sollten die Frauen unbedingt informiert werden.

- Mirena ist nicht geeignet für Frauen, die ihren Zyklus bewusst „erleben" wollen. Für Frauen, für die die Menstruation als monatliche „Reinigungsblutung" unbedingt notwendig erscheint, ist diese Methode nicht empfehlenswert.

- Die Hormonspirale erfordert eine **einmalige höhere Ausgabe**. Wenn Sie jedoch die Hormonspirale die vollen 5 Jahre behalten, wie dies meist der Fall ist, ist sie wesentlich billiger, als die Verhütung mit der Pille oder einer anderen schwangerschaftsverhütenden Methode.

- Das Einsetzen – auch während der Menstruation – kann **etwas schmerzhaft sein**, besonders dann, wenn eine Frau noch nicht entbunden hat. Es kann in lokaler Betäubung oder auf Wunsch in einer speziellen Kurznarkose (2 Minuten) durchgeführt werden.

● Nicht empfehlenswert ist Mirena für Frauen, die immer wieder unter Akne leiden.

● Eierstockzysten können vermehrt diagnostiziert werden. Meistens bilden sie sich jedoch von selbst zurück und sind nicht schmerzhaft.

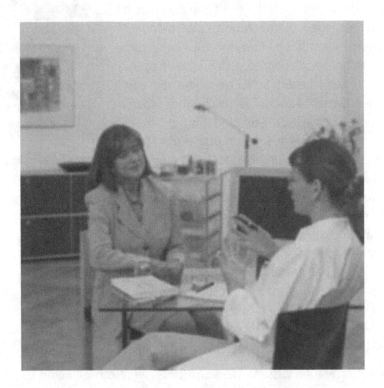

Wenn der Wunsch nach zuverlässiger Langzeitverhütung mit dem therapeutischen Nutzen der Hormonspirale kombiniert werden soll, ist die Einlage einer Mirena besonders bei der reifen Frau überlegenswert, wenn im beginnenden Vorwechsel die natürliche Gelbkörperhormonproduktion zurückgeht.

19

Hormone Pro oder Contra. Medienberichte über die Hormon-
behandlung verwirren uns Frauen sehr. Ich habe starke
Wechselbeschwerden, habe aber Angst, Hormone zu
nehmen. Wie ist Ihre Einstellung dazu?

Nicht nur viele Frauen sind erschrocken, als die auf den ersten
Blick erschütternden Ergebnisse zum Thema Hormontherapie und Brustkrebs veröffentlicht wurden. Auch
zahlreiche Gynäkologen, die nach besten Wissen und
Gewissen ihren Patientinnen Hormone zur Linderung
von klimakterischen Beschwerden verschrieben haben,
waren plötzlich verunsichert. Schockiert über die wissenschaftlichen Fakten wurden förmlich über Nacht
Hormontherapien abgesetzt. Das Leid und die gesundheitlichen Folgen, die aus diesen übereilten Ent-
scheidungen resultierten, wurden jedoch in keiner Studie festgehalten. Nur wenige
Wissenschaftler wagten sich als Fürsprecher einer Hormontherapie an die Öffentlichkeit und wurden anfänglich dementsprechend kritisiert. Danach gelang es aber,
mit glaubwürdigen und auch für den Laien verständlichen Argumenten die Wogen
wieder zu glätten.

Meine persönliche Meinung zur Hormontherapie ist und bleibt folgende: Wenn
ein Mensch leidet, hat er das Recht auf eine Therapie, sollte aber über mögliche
Nebenwirkungen bestens informiert sein oder wie Paracelsus schon sagte: „Die
Dosis macht das Gift."

Wissen erleichtert Ihre Entscheidung

Nur die wenigsten Frauen wissen überhaupt, dass der „Wechsel" keine kurze Zeit des
Durchhaltens ist, sondern ein Wechsel in eine andere Hormonsituation, und zwar
für immer! Der Wechsel ist
ein Wechsel der Hormone
(siehe Grafik). Durch die
Pubertät müssen wir durch,
im „Wechsel" bleiben wir bis
an unser Lebensende.

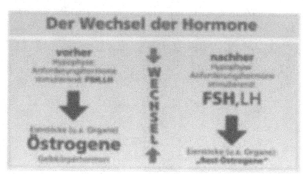

Der Wechsel der Hormone im „Wechsel"

Im Körper jeder Frau wer-
den auch nach dem Wechsel
unterschiedliche Mengen an
Restöstrogenen gebildet.

Übergewichtige Frauen können in dieser Hinsicht sogar bevorzugt sein, da besonders im Unterhautfettgewebe Enzyme gebildet werden, die Hormonvorstufen aus den Nebennierenrinden in Östrogene umwandeln können. Frauen mit mehr Restöstrogenen können tatsächlich fast beschwerdefrei sein oder gut mit der Einnahme von pflanzlichen Hormonen zurechtkommen. So erlebt jede Frau ihren Wechsel anders: Das Spektrum reicht von kaum spürbaren Beschwerden bis hin zu schweren Belastungen. Vor allem sollten typische Wechselsymptome von den Frauen als solche erkannt und richtig bewertet werden. Vor jeder Therapie muss eine Diagnose stehen und eine solche ist ohne Mithilfe der Patientin für den Arzt nicht möglich. Das Klimaktogramm, in dem die meisten typischen Wechselbeschwerden übersichtlich zusammengefasst sind, soll Ihnen beim Gespräch mit Ihrem Arzt eine Hilfe sein. Ergänzend vor jeder Entscheidung für oder gegen eine Hormontherapie sollte auch unbedingt ein Hormonstatus durchgeführt werden, d. h. nach einer Blutabnahme werden in einem Speziallabor die genauen Hormonkonzentrationen bestimmt.

Pro Hormone

Für Hormone sollten sich alle Frauen entscheiden, die unter Wechselbeschwerden wirklich leiden, beruflich oder privat gezwungen sind, ein stressreiches Leben zu führen und keine medizinischen Gründe gegen eine Hormonersatztherapie sprechen.

Auch Stressfaktoren spielen in den Wechseljahren eine große Rolle. Grundsätzlich habe ich in der Praxis die Erfahrung gemacht, dass die beruflich und familiär überforderte Frau mehr unter Wechselsymptomen leidet als eine gleichaltrige Frau, die bereits in Frühpension ist. Der richtige Lebensstil trägt zu einer deutlichen Verminderung der Beschwerden bei. Wechseln Sie nicht nur Ihre Hormone, sondern – wenn es Ihnen möglich ist – wechseln Sie auch Ihre Gewohnheiten! Sie sollten noch mehr als bisher auf eine gesunde Ernährung achten und ein tägliches Bewegungsprogramm sollte zur Routine werden. Ein kurzer Mittagsschlaf könnte Ihr Schlafdefizit ausgleichen.

Auch über mögliche Folgeerkrankungen eines Hormondefizits sollten Sie informiert sein. Relativ gut bekannt ist das erhöhte Risiko, frühzeitig an Osteoporose zu erkranken. Bevor es Östrogene zur Vorbeugung von Knochenschwund gab, waren an Osteoporose erkrankte Frauen, am so genannten „Witwenbuckel" zu erkennen, der durch Einbrüche von Wirbelkörpern entstand. Typische Osteoporosefolgen heute sind vermehrte Knochenbrüche, besonders bei Sportunfällen und der gefürchtete Oberschenkelhalsbruch im höheren Alter.

Fehlen Östrogene, so machen sich „genetische Schwachstellen" bemerkbar: Je nach individueller Veranlagung neigen manche Frauen vermehrt zu „Zahnbettschwund" (Parodontose); das bedeutet, der Kieferknochen bildet sich zurück, die Zähne werden locker und fallen leichter aus.

Wenig bekannt ist auch die Tatsache, dass die durch Östrogenmangel hervorgerufene Trockenheit im Genitalbereich zu schlecht heilenden Ekzemen führen kann. Die trockene Haut reißt und juckt; Kratzwunden führen zu Schäden an der Schleimhaut und im Genitalbereich häufig vorkommende Keime dringen in das Gewebe ein – die Haut ist chronisch entzündet und gereizt.

Für so manche Frau, die scheinbar im Wechsel beschwerdefrei ist, führt der Weg über den Augenarzt zur Hormonuntersuchung. Trockene Augen verursachen ein Fremdkörpergefühl oder chronische Augenentzündungen, die mit Augentropfen allein nicht zu behandeln sind. Bestimmte Zellen im Körper vermissen Ihre Östrogene eben besonders!

Sie sollten auch die möglichen Folgen nächtlicher Schweißausbrüche nicht unterschätzen. Einerseits kommt es zu einem Schlafdefizit, das tagsüber zu Konzentrationsstörungen mit allen weiteren Konsequenzen führen kann und andererseits können Sie sich durch diese nächtlichen Schwitzkuren leicht erkälten. Nur Frauen, die darüber aufgeklärt wurden, führen häufige Erkältungen auch auf den Hormonmangel und seine Folgen zurück.

Genauso werden immer noch Schmerzen in den kleinen Gelenken, besonders in den Fingergelenken, mit Rheumamedikamenten und schmerzstillenden Mitteln behandelt, obwohl eine spezielle Hormontherapie in vielen Fällen gezielter und mit weniger Nebenwirkungen helfen könnte.

Contra Hormone

Gegen Hormone sollten sich alle Frauen entscheiden, die keine oder nur geringe Beschwerden haben und auch genügend Zeit haben, sich auf ihre neue Lebenssituation einzustellen.

Gegen die Einnahme von Hormone sollten sich vor allem Frauen entscheiden, die schon einmal an einer Thrombose erkrankten, d.h. an einem Gefäßverschluss durch ein Blutgerinnsel. Frauen, die schon einmal an Brustkrebs erkrankten, dürfen auf keinen Fall Hormone nehmen, außer auf ausdrücklichen Rat ihres behandelnden Arztes. Bei hormonabhängigen Tumoren der Brust kann sogar eine Anti-Hormontherapie erforderlich sein. Auch Frauen mit Lebererkrankungen sollten Hormone meiden oder – wenn erforderlich – eine Verabreichung über die Haut (Hormonpflaster), Cremen oder Gele bevorzugen.

Trockene Genitalschleimhäute können sehr erfolgreich mit lokalen Östrogensalben behandelt werden, die Ihnen Ihr Gynäkologe verschreiben kann. Diese so genannten Östrogensalben enthalten aber einen anderen Hormonwirkstoff als die Hormone, die Sie gegen Wechselbeschwerden einnehmen. Diese Hormoncremen sind hilfreich gegen die Trockenheit der Schleimhaut und die Schmerzen beim Geschlechtsverkehr und haben kaum Nebenwirkungen; sie sind jedoch nicht als ganzheitliche Hormonersatztherapie geeignet.

Wenn Sie Hormone einnehmen und Brustspannungen haben, aber keine Möglichkeit diese gynäkologisch abklären zu lassen (z.B. im Urlaub), dann reduzieren Sie unbedingt Ihre Hormondosis. Ihr Körper kann zeitweise vermehrt Restöstrogene produzieren und gemeinsam mit Ihrer Hormontherapie wird die erhöhte Dosis besonders in der Brust spürbar.

Hormone sind kein Wellness-Artikel! Beschwerdefreien Frauen, die hormonell im Gleichgewicht sind, kann eine Überdosis an Hormonen, wenn diese vielleicht nur der Schönheit zuliebe eingenommen werden, sogar schaden. Eine langjährig erhöhte Östrogendosis kann tatsächlich das Brustkrebsrisiko erhöhen. Wie gering jedoch diese Erhöhung im Gegensatz zu anderen Risikofaktoren ist, soll eine von mir auch für Laien verständlich gemachte Grafik aus dem renommierten Journal „Lancet" zeigen.

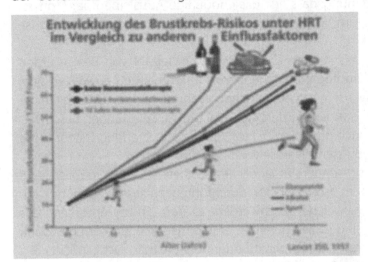

Laufen Sie dem Brustkrebs davon!

Jede Frau muss für sich persönlich eine Risiko-Nutzenabwägung durchführen, aber ich halte es für wichtig, dass Sie der Gynäkologe Ihres Vertrauens dabei individuell und fachlich richtig beratet.

Meine persönliche Einstellung zum Thema Hormone verdanke ich meinen Erfahrungen mit zahlreichen Patientinnen sowie zwei Einzelschicksalen: so kenne ich eine in Moskau lebende Pianistin. Wenn sie Klavier spielt, dann gleiten ihre Finger über die Tasten wie die einer Zwanzigjährigen. Ihr äußeres Erscheinungsbild gleicht dem einer Sechzigjährigen. Nach einer Untersuchung bat sie mich um die Verschreibung eines Hormonpräparats niedrigster Dosierung mit den Worten: „Das brauche ich. Das nehme ich seit dreißig Jahren." Die Pianistin ist 83 Jahre alt!

Eine andere Dame war 52 Jahre alt, als ich sie kennenlernte – eine attraktive Schauspielerin. Um ihre jugendliche Frische und Ausstrahlung möglichst lange zu erhalten, hatte sie seit den ersten Vorwechselbeschwerden im Alter von 40 Jahren Hormone eingenommen. Ständige Spannungen in der Brust, ja sogar Brustschmerzen, hat sie stillschweigend als Nebenwirkung akzeptiert. Die empfohlene Mammographie war für sie wegen der gespannten Brust so schmerzhaft, dass sie jede Kontrolluntersuchung ablehnte. Sie verstarb mit 55 Jahren an Brustkrebs.

20

Ich bin 52 Jahre alt und habe noch relativ regelmäßig die Menstruation, aber allgemein fühle ich mich sehr müde, leide unter plötzlichen Herzrasen und Wallungen. Bin ich trotz der Regel schon im Wechsel? Können Sie uns eine Zusammenstellung aller Beschwerden geben, die im Wechsel auftreten können?

Viele Frauen sind der Meinung, dass erst das endgültige Ausbleiben der Monatsblutung anzeigt, dass sie im Wechsel sind – im Fachausdruck auch Menopause genannt.

Dabei sind gerade 3 bis 4 Jahre davor von einer Vielzahl von Beschwerden geprägt, die bereits als Symptome beginnenden Hormonmangels zu werten sind. Wenn eine Frau Beschwerden hat, sollte schon während dieser Zeit mit einer Hormonersatztherapie begonnen werden, nicht nur um die belastenden Beschwerden zu lindern, sondern auch um einer vielleicht später auftretenden Osteoporose (Knochenbrüchigkeit) und Arteriosklerose vorzubeugen.

Nicht jeder Frau – insbesondere in ländlichen Gebieten – ist es möglich, eine Blutuntersuchung in einem Hormonlabor durchführen zu lassen, und nur die wenigsten Frauen wissen, welche Beschwerden zu den „Frühsymptomen" des Wechsels gehören. Meist sind es Beschwerden, an die man sich langsam gewöhnt, die man dem zunehmenden Alter zuschreibt oder über die man nicht spricht.

Um den Frauen zu helfen, ihre zeitlich oft wechselnde gesundheitliche Situation während des Klimakteriums besser kennen zu lernen und richtig einzuschätzen, habe ich das **Klimaktogramm** entwickelt. Dieser Fragebogen ermöglicht es jeder Frau, ihr persönliches hormonelles „Beschwerdebild" während der Wechseljahre in einfach zu zeichnenden Kurven festzuhalten und zeitlich zu beobachten. Mit oder ohne Therapie haben Sie und Ihre Ärztin/Ihr Arzt jederzeit einen guten Überblick über Ihr Wohlbefinden und Ihre Gesundheit während dieser „wechselreichen" Zeit. Gemeinsam mit Ihrer Ärztin/Ihrem Arzt können Sie Ihre individuelle Therapie im Wechsel besser „erarbeiten". Neben der klassischen Hormonersatztherapie stehen Ihnen zahlreiche Möglichkeiten zur Verfügung: von der Dosisreduzierung über die Kombination mit Pflanzenhormonen und alternativmedizinische Methoden bis hin zu neuen Ernährungs- und Bewegungsgewohnheiten, Yoga oder Akupunktur. Versuchen Sie jedoch mit Ihren Wechselbeschwerden-Kurven möglichst immer im grünen Bereich zu liegen.

Die Vorder- und Rückseite des Klimaktogramms finden Sie in diesem Buch. Auf Wunsch erhalten Sie weitere Fragebögen gegen eine Spende im Büro der Aktion Regen.

KLIMAKTOGRAMM
M. Hengstberger

Die Kurven dieses Diagramms zeigen auf einen Blick Ihre persönlichen Beschwerden im Wechsel mit oder ohne Hormonersatztherapie. Gemeinsam mit Ihrer Ärztin / Ihrem Arzt können Sie damit gezielt und zeitsparend Ihre individuelle Hormontherapie „erarbeiten".

Vorname .... Familienname .... Alter ....

1. BESCHWERDEN-KURVE	2. BESCHWERDEN-KURVE	3. BESCHWERDEN-KURVE	4. BESCHWERDEN-KURVE
Datum	Datum	Datum	Datum ....
Therapie: ☐ ja ☐ nein	Therapie: ☐ ja ☐ nein	Therapie: ☐ ja ☐ nein	Therapie: ☐ ja ☐ nein
WENN JA:	WENN JA:	WENN JA:	WENN JA:
Name und Dosis des Präparates	Name und Dosis des Präparates	Name und Dosis des Präparates	Name und Dosis des Präparates
....	....	....	....

KLIMAKTERISCHE BESCHWERDEN	NEIN	JA*	JA**	JA***
01. Ist Ihre Regelblutung unregelmäßig oder zeitweise ausgeblieben?				
02. Neigen Sie vermehrt zu Brustspannen, Wasseransammlungen, Blähungen oder Migräne - besonders vor der Regel?				
03. Klagen Sie über Gewichtszunahme bei gleichen Essgewohnheiten?				
04. Leiden sie unter Hitzewallungen oder nächtlichen Schweißausbrüchen?				
05. Fühlen Sie manchmal eine innere Unruhe, Herzjagen, Angst usw.?				
06. Leiden Sie unter Schlaflosigkeit?				
07. Fühlen Sie sich manchmal grundlos abgespannt oder müde?				
08. Leiden sie manchmal unter Depressionen, die Sie früher selten oder nie hatten?				
09. Sind Sie vergesslicher als früher und können Sie sich manchmal nur schwer konzentrieren?				
10. Fühlt sich Ihre Haut trocken an und nimmt die Faltenbildung sichtbar zu?				
11. Ist der Haarwuchs im Gesicht (bes. der Kinn- und Oberlippenregion) vermehrt?				
12. Neigen Sie zu Haarausfall?				
13. Werden die Schleimhäute zunehmend trockener, besonders im Genitalbereich?				
14. Leiden Sie in der Folge an: Ausfluss, Juckreiz, Pilzerkrankungen oder einem Ekzem im Genitalbereich?				
15. Neigen Sie zu trockenen Augen und in der Folge manchmal zu Augenentzündungen?				
16. Haben Sie zunehmend sexuelle Unlustgefühle und manchmal sogar Schmerzen beim Geschlechtsverkehr?				
17. Haben Sie zunehmend Schmerzen in den kleinen Gelenken - insbesondere den Fingergelenken?				
18. Kommt es vor, dass Sie unkontrolliert Harn verlieren, bes. beim Husten, Niesen, Lachen oder bei sportlicher Betätigung?				
19. Neigen Sie zu Knochenbrüchen oder wurde eine verringerte Knochendichte - eine beginnende Osteoporose - festgestellt?				
20. Leiden Sie vermehrt unter Zahnproblemen - Parodontose oder Zahnfleischbluten?				

JA* = manchmal, selten, etwas, zeitweise   **JA**** = oft, häufig, auffallend, stark   **JA***** = extrem oft, sehr häufig, sehr auffallend, sehr stark

Bitte lesen Sie Anleitung und Ratschläge auf der Rückseite

KLIMAKTOGRAMM

M. Hengstberger

Die Beschwerden der Frau im und nach dem Wechsel werden durch einen Mangel an Geschlechtshormonen verursacht, genauer gesagt, durch eine Veränderung der Hormonsituation. Die Frau wechselt die Hormone! Der Wechsel ist also keine "Durchhaltephase", wie viele Frauen glauben, sondern ein Wechsel in eine andere Hormonsituation. Manchen Frauen gelingt es, sich an diese neu entstandene hormonelle Situation zu gewöhnen, aber viele leiden jahrelang darunter.

"Restöstrogene," die im Körper jeder Frau mehr oder weniger reichlich gebildet werden, sind die Ursache für die individuelle Ausprägung der Beschwerden. Diese Beschwerden sind jedoch als Symptome eines Hormonmangels ernst zu nehmen und sollten weder vom Arzt noch von der Patientin ignoriert werden. Die Medizin von heute ermöglicht es, ein hohes Alter zu erreichen, das wir auch aktiv „er-leben" und nicht nur leidvoll „über-leben" wollen.

Das **Klimaktogramm** ermöglicht es jeder Frau, ihr persönliches hormonelles „Beschwerdebild" während der Wechseljahre in einfach zu zeichnenden Kurven festzuhalten und zeitlich zu beobachten. Mit oder ohne Therapie haben Sie und Ihre Ärztin / Ihr Arzt jederzeit einen guten Überblick über Ihr Wohlbefinden und Ihre Gesundheit während dieser „wechselreichen" Zeit. Gemeinsam mit Ihrer Ärztin / Ihrem Arzt können Sie Ihre individuelle Therapie besser „erarbeiten". Neben der klassischen Hormonersatztherapie stehen Ihnen zahlreiche Möglichkeiten zur Verfügung: von der Dosisreduzierung über die Kombination mit Pflanzenhormonen und alternativmedizinische Methoden bis hin zu neuen Ernährungs- und Bewegungsgewohnheiten oder Yoga. Versuchen Sie jedoch, mit Ihren Wechselbeschwerden-Kurven möglichst immer im grünen Bereich zu liegen.

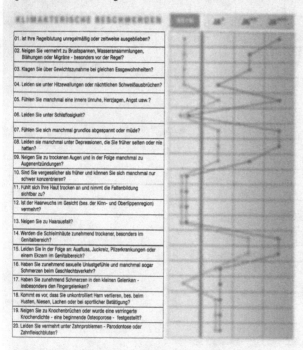

ANWENDUNG:

1. Tragen Sie in das Kästchen 1. "Beschwerden-Kurve" das Datum ein, an dem Sie diese Basiskurve erstellen: Nehmen Sie derzeit noch keine Hormone? Welche Hormone nehmen Sie?

2. Machen Sie in das zutreffende Kästchen einen Punkt.

3. Verbinden Sie im Anschluss die Punkte zu einer Kurve.

4. Besprechen Sie diese Basiskurve mit Ihrer Ärztin/Ihrem Arzt.

5. Einen Monat nach Beginn der Therapie wiederholen Sie den Fragebogen mit einem Farbstift entsprechend dem 2. Beschwerden-Kästchen.

6. Für eine weiterfolgende Therapie z.B. Herabsetzung der Dosis oder Therapie mit Pflanzenhormonen, verwenden Sie einen Farbstift entsprechend des nächsten Beschwerden-Kästchens.
Falls Sie keine Regelblutung mehr haben, beginnen Sie mit dem Ausfüllen des Fragebogens ab Pkt. 3.

Erstellen Sie Ihre Beschwerden-Kurven etwa alle 1 bis 2 Monate. Besonders nach Beginn einer Therapie mit Pflanzenhormonen können Sie vor den ersten 6 Wochen noch keine Linderung Ihrer Beschwerden feststellen. Nach 4 Kurven in verschiedenen Farben beginnen Sie ein neues Klimaktogramm und legen Ihre bisherigen Diagramme in einer Mappe ab. Vielleicht könnte dieses Klimaktogramm der **Beginn eines Gesundheitstagebuches** werden, aus dem Sie auch Beschwerden und Therapieerfolge anderer Fachrichtungen ersehen können. Mit zunehmendem Alter hat sich das Führen eines solchen Gesundheitstagebuches bewährt.

Impressum: AKTION REGEN, Verein für Entwicklungszusammenarbeit zugunsten der ärmsten Frauen in den Entwicklungsländern. Die Frauenärztin Dr. Maria Hengstberger, Gründerin der AKTION REGEN hat dieses Klimaktogramm für Sie entwickelt. Wenn es für Sie hilfreich war unterstützen Sie mit einer kleinen Spende die Projekte von Frau Dr. Hengstberger in den Entwicklungsländern: Durch die von ihr entwickelte Geburtenkontrollkette können weltweit auch die ärmsten Frauen und Analphabetinnen ihre fruchtbaren und unfruchtbaren Tage erkennen. Für diese Frauen gilt, so wie für Sie, Dr. Hengstbergers Grundsatz:
Wissen vermitteln heißt Freiheit weitergeben. Wer mehr weiß, hat mehr Chancen auf ein gesundes und glückliches Leben.
Infotelefon: +43 - 1 - 720 66 20
Fax: +43 - 1 - 720 66 21   E-mail: aktion.regen@netway.at   www.aktionregen.at   Erste Bank, Kto. 037-25200, BLZ 20111

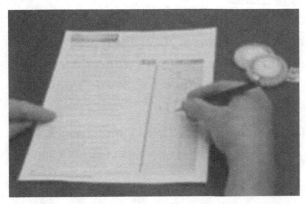

Ausfüllen des Klimaktogramms

Wenn Übergewicht Ihr größtes Problem im Wechsel ist

Wenn bei Gewichtsproblemen „die Zacke" Ihrer Kurve mit oder ohne Hormontherapie stets im roten Bereich bleibt, dann ist es dringend geraten, Ihre Essgewohnheiten umzustellen. Die Sünden, die wir uns in der Jugend leisten können, verzeiht der alternde Körper nicht. Es ist daher zum Wohle Ihrer Gesundheit allerhöchste Zeit Ihren Speiseplan zu ändern. Damit Ihnen dies leichter fällt, möchte ich Ihnen einen persönlichen Rat geben, der sich in der Praxis bewährt hat. Investieren Sie statt in teure Diäten oder Schlankheitspräparate in einen dekorativen Obstteller, den Sie stets mit Ihrem Lieblingsobst füllen sollten. Denken Sie dabei bewusst daran: Die Augen essen mit. Die meisten Esssünden begehen wir schon beim Einkauf. Lenken Sie also die ganze Aufmerksamkeit Ihrer Augen auf den dekorativen Obstteller und die damit verbundene Lust zu genießen wird nicht ausbleiben. Wie Sie im Kapitel „Aktive Brustkrebsvorsorge" lesen, sollten Sie mindestens 5x täglich Obst essen, um das Brustkrebsrisiko

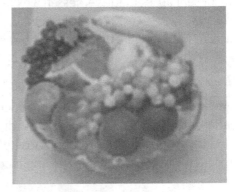

Naschen erlaubt!

zu senken. Im Klartext heißt das fast dauernd, zwischendurch, so oft Sie daran denken. Aber wer kann es sich schon leisten ständig an Obst zu denken? Deshalb mein guter Rat: Legen Sie sich Obst aus....wie einen „Köder" und Sie werden hineinbeißen. Mit der Zeit wird es Ihnen leicht fallen, Ihre bisherigen Essgewohnheiten durch gesunde Gewohnheiten zu ersetzen. Bald wird der Genuß von Äpfeln, Birnen, Mandarinen oder Mangos Sie auch körperlich glücklich machen. Gelenkschmerzen gehen häufig zurück, Sie beginnen sich wohler zu fühlen, Sie bewegen sich freier und Sie fühlen sich leichter. Ich bin sicher, die Waage wird Ihnen Recht geben.

21 *Es gibt in meinem Leben Situationen, da weiß ich vor lauter Stress nicht, wie ich mich verhalten soll und außerdem bleibt dann die Regel aus. Können Sie uns Ratschläge für Ausnahmesituationen geben?*

Stress führt tatsächlich sehr oft zu Hormonstörungen, wie Sie dies am eigenen Körper erleben. Wer sich bemüht, den oft unvermeidlichen Stress bewusster zu verarbeiten, hat meist weniger gesundheitliche Nebenwirkungen.

In Notsituationen dieser Art braucht der Körper vor allem Ihren Geist gleichsam als Überwachungszentrale. Um mir selbst in Ausnahmesituation helfen zu können, habe ich vier Strategien zur Stressbewältigung gefunden, die so hilfreich waren, dass ich sie als Erste-Hilfe-Maßnahme auch Ihnen weitergeben möchte.

Ich habe mir eine Art „geistige Strickleiter" geschaffen, die mir in einer schweren Zeit Halt bietet. Eine solche „Strickleiter" muss aus mindestens vier Sprossen bestehen: Wasser, Bewegung, Schlaf und Glück.

Wasser

Es klingt vielleicht unglaublich, aber gerade in Stresssituationen ist das Durstgefühl nicht sehr ausgeprägt. Vergessen Sie nie darauf, genügend zu trinken. Trinken Sie deshalb bewusst zwei bis drei Gläser Wasser. Wasser ist zumindest bei uns überall erhältlich. Es kostet nichts und kurbelt sofort den Kreislauf an.

Bewegung

Wenn Sie nicht ernsthaft krank sind oder sich nicht bewegen dürfen, dann nützen Sie jeden Augenblick, um sich mehr als durchschnittlich und bewusst zu bewegen. Es genügt schon, einmal um den Häuserblock zu laufen oder ein paar Kniebeugen zu machen. Die körperliche Bewegung macht meist auch geistig aktiv.

Schlaf

Am wichtigsten ist es jedoch, in jeder angespannten Situation auch auf die Gesunderhaltung des Geistes zu achten. Ihre Probleme können meist auch nur Sie selbst lösen. Ihre Klugheit, Ihre Entscheidungsfähigkeit, Ihre Tatkraft ist nötig und Ihr Geist braucht Nahrung. Der Körper empfindet Hunger als Schmerz, wenn er Nahrung benötigt. Der Geist dagegen will immer noch mehr leisten, bis Sie ausgebrannt und erschöpft sind. Bald können Sie gar nicht mehr denken und auch nicht mehr schlafen. Versuchen Sie daher bewusst rechtzeitig so viel zu schlafen wie Sie sich nur leisten können. Nach Rücksprache mit Ihrem Arzt können Sie in Ausnahmesituationen auch eine milde medikamentöse Unterstützung dazu verwenden. Die Zeit, die Sie verschlafen, bringen Sie gut ausgeschlafen doppelt und dreifach wieder herein.

Glück

Gönnen Sie sich inneres Glück und machen Sie sich bewusst zwischendurch eine kleine Freude. Die Freude ist der Dünger des Glücks. Ein paar Seiten eines guten Buches, ein paar Takte Musik, ein gutes Essen – auch wenn Sie sonst die Kalorien zählen – ein paar Streicheleinheiten, ein schöner Spaziergang, vielleicht ein Gespräch mit guten Freunden. Aber nehmen Sie sich diese Zeit und machen Sie sich wenigstens einmal am Tag ein bisschen glücklich. Jeden Tag sollte es etwas geben, worauf Sie sich wirklich freuen können. Dieses Glück ist der Pfosten, an den Sie sich klammern können, wenn Ihnen das Wasser bis zum Hals steht.

Vielleicht helfen auch Ihnen diese vier ganz unterschiedlich wirkenden Strategien zur Bewältigung eines überdurchschnittlichen Stresszustandes. Wenn Sie plötzlich wirklich nicht mehr weiter wissen, dann fragen Sie sich kurz: „Hatte ich heute schon – Wasser, Bewegung, genügend Schlaf, Glück?", – und Sie werden merken, ohne bewusst daran zu denken, haben Sie alle vier vergessen. Holen Sie das Versäumte rasch nach und Sie werden sicher feststellen, es geht nachher wieder viel leichter und besser.

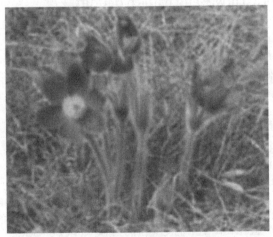

Die ersten Frühlingsboten nach einem langen Winter
können auch Glück verbreiten

22 *Es wird vermutet, dass psychisch schwer belastende Lebenssituationen mit der späteren Entstehung von Brustkrebs im Zusammenhang stehen. Gibt es dazu wissenschaftliche Beweise?*

Es gibt zahlreiche Arbeiten, die dafür sprechen, aber es gibt auch zahlreiche Studien, die dagegen sprechen. Ich habe selbst zu diesem Thema einen Fragebogen entwickelt.

Während der langjährigen Zusammenarbeit mit blinden Untersuchungsschwestern habe ich zahlreiche Gespräche mit betroffenen Frauen geführt und erkannt, dass nicht nur ein Knoten in der Brust so früh wie möglich ertastet werden muss, sondern auch ein Knoten, der langsam und unmerklich Ihre Seele zusammenschnürt, rechtzeitig gelöst werden muss. Dieser nachfolgende psychosomatische Fragebogen wurde erstmals im Juni 2001 bei der gemeinsamen Jahrestagung der Bayerischen Gesellschaft für Geburtshilfe und Frauenheilkunde und der Österreichischen Gesellschaft für Gynäkologie und Geburtshilfe präsentiert. Für die Formulierung der Fragen wurden häufig verwendete Worte und Redewendungen von Brustkrebspatientinnen verwendet. Der Fragebogen wurde bisher 237 Frauen gleicher Altersgruppe, mit und ohne Brustkrebserkrankung, vorgelegt. Die Anzahl der positiv beantworteten Fragen liegt bei erkrankten Frauen signifikant höher als bei Gesunden. **Dieser psychosomatische Fragebogen wurde 2005 von Harcourt Test Services in Deutschland validiert, d.h. wissenschaftlich geprüft.**

Psychosomatischer Fragebogen
Psychosoziale Faktoren bei der Brustkrebsentstehung

	JA	NEIN
1. Waren Sie in den letzten Jahren von einem schweren Schicksalsschlag so tief betroffen, dass Sie ihn nur schwer oder bisher gar nicht bewältigen konnten, z.B. vom Tod eines besonders geliebten Menschen, einem folgenschweren Unfall oder einer Scheidung?	❑	❑
2. Hatten Sie andere schwere Verlusterlebnisse beruflicher oder privater Art, die Sie nur schwer verkraften können, wie z.B. der Verlust des Arbeitsplatzes, Mobbing, der Tod eines Haustieres oder Ähnliches?	❑	❑
3. Leben Sie schon lange nicht mehr in einer erfüllten Partnerschaft und leiden Sie darunter?	❑	❑

4. Würden Sie Ihren eigenen Weg lieber ganz anders gehen als den, den Sie gehen müssen? ❏ ❏

5. Glauben Sie tief in Ihrem Inneren, Ihre Weiblichkeit nicht ausleben zu können, das heißt als Frau nicht ganz Frau sein zu dürfen? ❏ ❏

6. Fühlen Sie sich manchmal selbst als Opfer – etwa als Opfer Ihres Schicksals, als Opfer Ihrer Familie od. Ihres Partners, als Opfer im Beruf? ❏ ❏

7. Fühlen Sie sich manchmal in die Ecke gedrängt, überrumpelt, nicht ernst genommen, unverstanden, vielleicht sogar verlassen? ❏ ❏

8. Glauben Sie selbst, zu jenem Typ Frau zu gehören, der „alles in sich hineinschluckt", anstatt in Eigeninitiative Lösungen für Probleme zu suchen oder sich anderen anzuvertrauen? ❏ ❏

9. Gab oder gibt es einen Menschen, für den Sie einen tiefen inneren Groll oder sogar Hass empfinden und dem Sie nicht verzeihen können? ❏ ❏

10. Sind Sie der Meinung, dass es in den letzten Jahren nichts gab oder gibt, das Ihnen so richtig Freude bereitet und das Sie wirklich glücklich gemacht hat? ❏ ❏

11. Sind Sie von einer Person besonders abhängig und sind Sie der Meinung, dass Sie ohne diese bestimmte Person niemals leben können? ❏ ❏

12. Glauben Sie, negative Kindheits- und Jugenderlebnisse, schwere Enttäuschungen Ihres Lebens und Konfliktsituationen (auch im Beruf) bisher noch immer nicht wirklich verarbeitet und bewältigt zu haben? ❏ ❏

Es wäre optimal, wenn Sie alle Fragen mit einem ehrlichen „NEIN" beantworten könnten. Nehmen Sie sich die mit „JA" beantworteten Fragen bewusst zu Herzen und **besprechen Sie mögliche Probleme mit einer Therapeutin, um bei schweren Konflikt- und Belastungssituationen rechtzeitig Strategien zur Bewältigung erarbeiten zu können.** Genauso wie Sie das Immunsystem durch richtige Ernährung und Bewegung unterstützen, wird es auch durch psychisches Wohlbefinden gestärkt.

Teil 2

Ein Wunsch,
der mir am Herzen liegt

Ein Schutzhaus gegen Krankheit und Krebs

Senken Sie Ihr Brustkrebsrisiko!
Leben Sie bewusster nach meinem Modell:
Bauen Sie sich ein Schutzhaus gegen den Krebs.

Die Zahl der Neuerkrankungen an Brustkrebs ist in Österreich während der letzten 15 Jahre um 30 Prozent angestiegen! Diese Tatsache bedeutet für mich als Ärztin eine Verpflichtung, noch mehr über die Entstehung dieser Erkrankung nachzudenken und den Frauen neue Chancen in der Vorbeugung anzubieten. **Auch beim größten amerikanischen Krebskongress (ASCO, American Society of Clinical Oncology) wurde angenommen, dass sich 50 Prozent aller Brustkrebsfälle durch richtige Ernährung und einen gesunden Lebensstil vermeiden ließen.** Die Hälfte aller Brustkrebspatientinnen hätte also mit hoher Wahrscheinlichkeit nicht erkranken müssen, wären sie rechtzeitig, nachdrücklich und verständlich über mögliche Vorbeugungsmaßnahmen informiert worden.

Was aber einen gesunden Lebensstil wirklich ausmacht, gehört klar definiert und sollte von allen Menschen verstanden werden. Viele Fachbücher geben lediglich Ratschläge zur gesünderen Ernährung und weisen auf den Faktor „ausreichende Bewegung" hin. So wichtig diese beiden Faktoren für unsere Gesundheit auch sind, so dürfen sie niemals andere, wissenschaftlich allerdings schwieriger zu überprüfende Krankheitsursachen in den Hintergrund stellen. Ernährungs- und Bewegungsgewohnheiten kann man dokumentieren, der Zustand unserer Psyche lässt sich nicht immer messen – auf keinen Fall nach einem für alle Menschen gleich gültigen Maßstab. Trotzdem ist es unsere Pflicht als Arzt oder Ärztin, unsere Patienten auch über die möglichen seelischen Ursachen einer Krankheit zu informieren.

Ein Bild, das auf einen Blick ein alles integrierendes Gesundheitsbewusstsein erkennen lässt, könnte helfen, das Basiswissen über einen ganzheitlich gesunden Lebensstil bewusster zu machen. Durch häufige Betrachtung dieses Bildes wird dieses Wissen in unserem Unterbewusstsein gefestigt, wo es uns dann jederzeit zur Verfügung steht. Ich habe dieses Bild „Ein Schutzhaus gegen Krebs" genannt. Jeder von uns kennt die Redewendung „Ich bin total aus dem Häuschen!" In der Psychologie ist das Haus das Symbol für das eigene „Ich". Es entspricht unserer Denkweise sich in einem Haus geschützt und geborgen zu fühlen. Brustkrebs geht uns alle an und alle Leserinnen sollen die gleiche Chance haben, von diesem Buch zu profitieren: Wissenschaftlich Interessierte genauso wie jene, die sich rasch einen Überblick verschaffen wollen.

In der Brustkrebsvorsorge wird zunehmend die Bedeutung der apparativen Medizin hervorgehoben und immer besser entwickelte Röntgenapparate erlauben immer frühere Diagnosen. Dafür gibt es nur mehr wenige Gespräche zwischen Arzt und Patient. In den Augen der Patientinnen stellt ein Apparat die Diagnose. Ein Zufallsbefund, eine Routinemammographie entscheidet oft über Gesundheit oder Krankheit.

1. Aktive Brustkrebsvorsorge

Nehmen Sie neben einer „passiven" Brustkrebsvorsorge zur Früherkennung auch eine „aktive" Brustkrebsvorsorge in Ihr Gesundheitsprogramm auf. Mein Ratgeber soll Ihnen Möglichkeiten aufzeigen, wie Sie der Diagnose durch die Mammographie vielleicht zuvorkommen können.

Über die Medien, aber auch in zahlreichen Büchern werden wir aufgefordert, uns gesünder zu ernähren und vor allem uns mehr zu bewegen. Wir bewegen aber nicht nur unseren Körper zu wenig, wir haben auch verlernt, unseren Geist zu bewegen. Viel mehr als die Menschen in früheren Generationen, lassen wir uns in Probleme fallen, haben weder Zeit noch geistige Übung und Flexibilität, unsere Probleme zu bewältigen. Die tägliche, stundenlange Arbeit mit dem Computer hat uns zu „geistigen Fließbandarbeitern" gemacht. Und wenn wir abschalten, sind wir zum kreativen Denken und zur Bewältigung unserer eigenen Probleme zu müde.

Die körperliche Betätigung, die „Handarbeit", von der unsere Ahnen leben mussten, ließ dem weiten Land der Seele und der Gedanken noch genügend Freiraum. Jetzt wird unser Geist, das größte Kapital, über das wir Menschen verfügen, „vernetzt" und „gemailt" – im Beruf genauso wie in der Freizeit. Wir haben verlernt, die eigenen Probleme außerhalb dieses Programms selbstdenkend zu lösen. In unserer Not suchen wir die Lösung bei Therapeuten, die wir dafür bezahlen, sich unsere Gedanken zu machen, oder wir nehmen Medikamente, die uns betäuben und uns scheinbar vorübergehend von unseren Problemen befreien.

Wenn mein Buch für Sie Anlass ist, mehr über sich und Ihr Leben nachzudenken und wenn es Ihnen entsprechend meinen Anregungen möglich ist, auch eigene Lösungen für Ihre Probleme zu erarbeiten, dann wird das Ihr Selbstvertrauen stärken. Sie haben damit eine gute Chance, das warnende Zitat von Erwin Ringel nie am eigenen Leib erfahren zu müssen: „Was kränkt, macht krank".

Wir wissen heute auch, dass es durch chronische Leid- und Stresssituationen zu Fehlregulationen im Hormonsystem kommt: unter anderem steigt der Spiegel an Prolaktin, einem Hormon, das besonders auf die Brust wirkt, und das Gelbkörperhormon sinkt. In der Folge ist das Östrogen-Gelbkörperhormon-Gleichgewicht gestört und es überwiegt für einen längeren Zeitraum das Hormon Östrogen.

Als Gynäkologin möchte ich Frauen in diesem Zusammenhang an ihre eigenen Erfahrungen mit hormonellen Entgleisungen in psychischen und körperlichen Ausnahmesituationen erinnern. Noch deutlicher treten solche Fehlregulationen unter extremen Belastungen zu Tage, etwa in Flüchtlingslagern und Katastrophengebieten, wo Frauen auch wegen des auftretenden Gelbkörperhormonmangels oft viele Monate lang keine Menstruation haben. In Situationen, in denen es unmöglich wäre, ein Kind auszutragen, schützt sich die Natur auf diese Weise vor einer Schwangerschaft. Grundlegendes Wissen über diese physiologischen Mechanismen müsste daher auf eine für medizinische Laien verständliche Weise erklärt werden, um ein mögliches Krankheitsrisiko bewusst und effektiv verringern zu können.

Wie sehr Stress unser Immunsystem schwächt, ist medizinisch längst bewiesen, sogar eine eigene Forschungsdisziplin – die Psychoneuroimmunologie – beschäftigt sich damit.

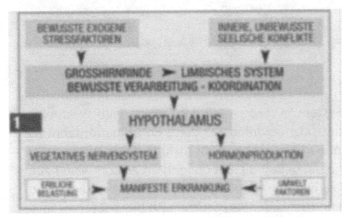

Eine auch für Laien verständliche Grafik aus einem medizinischen Lehrbuch zeigt den Ablauf einer natürlichen Stressbewältigung.

Sonneck, G. (1999): Medizinische Psychologie. Wien: Facultas

Auf welche Weise falscher Lebensstil und meist unbewusst erlebter Dauerstress das individuelle Brustkrebsrisiko erhöhen können, habe ich in einer einfachen Grafik dargestellt: Der menschliche Körper ist nicht für den Umgang mit Dauerstress konzipiert, sondern vielmehr für ein Wechselspiel von Anspannung und Entspannung.

Gerade Frauen in den Industrieländern, wo die Zunahme an Brustkrebserkrankungen mit Abstand am höchsten ist, sind einem solchen Dauerstress ausgesetzt.

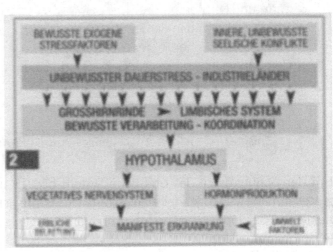

Der „DAUER-STRESSBALKEN" beeinträchtigt das Limbische System

Das überlastete Limbische System bricht zusammen

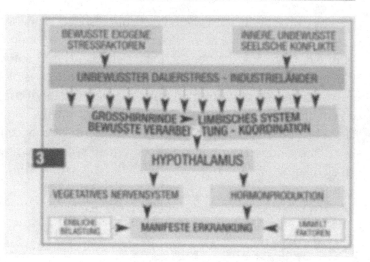

Wie die Grafiken zeigen, treffen Stress, Leid und Schmerz über die Großhirnrinde auf das so genannte **Limbische System**. In diesem Teil des Gehirns wird verarbeitet, kombiniert, akzeptiert, bewältigt oder verdrängt. Ist diese **Koordinationszentrale** durch ständige Reiz- und Lärmüberflutung aber nicht mehr in der Lage, Lösungen für ein Problem zu erarbeiten, dann gehen die Erregungen ungefiltert weiter zum Zwischenhirn – zum Hypothalamus, zum vegetativen Nervensystem, zur Hypophyse und damit direkt zu den hormonbildenden Organen. Ab hier haben wir keine Chance mehr, in den Ablauf der Körperfunktionen einzugreifen und einer möglichen Erkrankung vorzubeugen.

DER DAUERSTRESSBALKEN:
Die häufigsten Stressfaktoren in Industrieländern

- Lärm und Reizüberflutung
- Überbevölkerung in der Stadt
- Keine Geborgenheit in der Großfamilie
- Zeitmangel – keine Zeit für Gefühle und Leidbewältigung
- Existenzangst im Beruf, Mobbing
- Wachsende Kommunikationstechnik
- Freizeitstress, Konsumzwang
- Psychische Doppelbelastung der Frau durch Beruf und Familie

Um den Schutz durch das Limbische System bildlich und leicht verständlich darzustellen, habe ich das Modell eines Schutzhauses entwickelt, das uns zu einem ganzheitlichen Gesundheitsbewusstsein führt und so vielleicht eine aktive Brustkrebsvorsorge ermöglicht.

2. Wie das Schutzhaus entstand

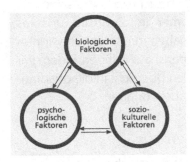

Die Grafik eines Lehrbuchs über medizinische Psychologie (Sonneck und Kropiunigg) zeigt auch dem Laien auf verständliche Weise die wechselseitigen Beziehungen dreier Faktoren, die uns krank machen können.

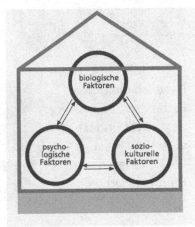

Über diese Kreise errichtete ich die Grundmauern unseres Hauses. Natürlich braucht dieses Haus auch ein schützendes Dach und ein festes Fundament.

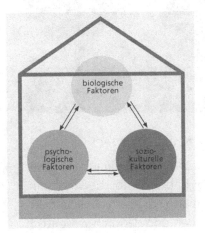

Um die wichtigsten Faktoren, die uns krank machen oder gesund erhalten, auf einen Blick unterscheiden zu können, gab ich den Kreisen Farben. Gelb ist die Farbe des Körpers. Hellblau die Farbe der Psyche und Emotionen und grün symbolisiert unsere Umwelt, unser Umfeld mit Familie, Freunden, Beruf und Besitz.

Noch fehlt der wichtigste Baustoff dieses Körperhauses. Ein alle Faktoren zusammenfassender Kreis, dem ich die Farbe rot gab, denn er ist der wichtigste Baustoff unseres Lebens. In diesem roten Kreis steht: ICH DENKE! Die Farbe rot steht dabei für Zielstrebigkeit, Vitalität und Durchsetzungsvermögen.

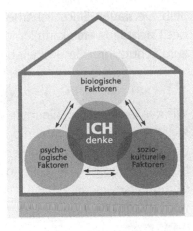

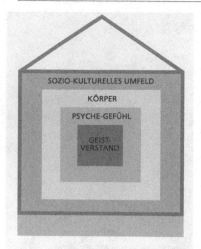

Ausgehend von der Tatsache, dass unser Geist, unsere Vernunft immer im Zentrum unseres Hauses seinen Platz haben muss, können wir nun Ordnung in unser Lebenshaus bringen, indem wir die Farben zur besseren Übersicht in die quadratische Form unseres Hauses bringen.

Abgrenzung ist wichtig

Da mir bei Frauen mit Brustkrebs immer wieder Schwierigkeiten in der Abgrenzung auffallen, habe ich die grüne Farbe als Bäume dargestellt und bewusst rechts und links neben dem Haus platziert.

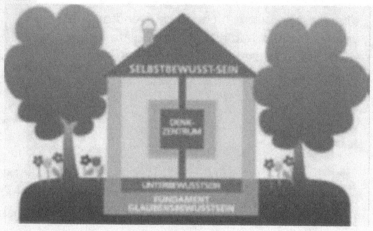

Die wichtigsten Faktoren für unsere Gesundheit in einer Grafik. (M. Hengstberger)

Selbstbewusstsein – das schützende Dach unseres Hauses

In der Mitte unseres Hauses ist unser Denkzentrum. Wir denken „hinauf" in unser Dach. Wir sind uns unserer selbst bewusst. Wir haben Selbstbewusstsein, Selbstvertrauen, Selbstsicherheit - unser Schutzhaus hat also vor allem ein schützendes Dach! Jede Frau kann lernen, selbstbewusster zu leben und dadurch wesentlich zum Schutz ihrer Gesundheit beitragen.

Unterbewusstsein – im Keller unseres Hauses

Wir denken genauso „hinunter", in unseren Keller, wo in unserem Unbewussten vielleicht Wertvolles schlummert oder unverarbeitetes Leid unbewusst schadet. Die Macht des täglich unbewusst Erlebten einmal zu überdenken kann für unsere Gesundheit besonders wichtig sein. Da gibt es zahlreiche unüberlegt ausgewählten Filme, Computerspiele, die Bilder in uns prägen und uns nicht mehr loslassen. Der Keller unseres Hauses kann mit Müll so überfüllt sein, dass er unser ganzes Haus vergiftet.

Glaubensbewusstsein – das Fundament unseres Hauses

Wir glauben an unseren Gott! Ein Mensch, der keinen Glauben hat, lebt gefährlich wie ein Baum, der nur flach wurzelt. Sie müssen keiner Religionsgemeinschaft angehören, aber glauben Sie an Ihren Gott oder an etwas, das Ihnen wirklich wichtig ist! Glauben heißt vertrauen und Vertrauen ist der natürliche Schutz gegen Zweifel und Angst.

Körperbewusstsein auf einen Blick

Wir denken in unseren Körper hinein, das bedeutet, wir sollten mehr Körperbewusstsein entwickeln! Gemeinsam mit der verbindenden Säule, die vom Fundament in das Dach unseres Hauses reicht, teilen die beiden tragenden Balken unseres Wissens das „Körperhaus" in vier Bereiche: Ernährung, Bewegung, Entspannung und Natur. Wie jedes Haus vier gleich starke, stabile Wände hat, sollten wir darauf achten, dass alle vier Voraussetzungen für ein gesundes Körperhaus stets erfüllt werden.

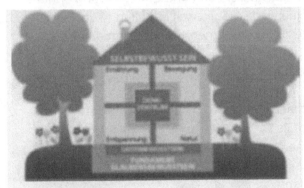

1. *Reichlich Bewegung*
2. *Gesunde Ernährung*
3. *Naturverbundenheit leben –*
   genügend Licht, Luft, Sonne
4. *Schlaf und Entspannung*

Bewege ich mich ausreichend? Ernähre ich mich richtig? Habe ich genügend Schlaf und Erholungspausen? Es gibt eine Reihe von Untersuchungen, die beweisen, dass Frauen, die regelmäßig Sport betreiben, deutlich weniger gefährdet sind, an Brustkrebs zu erkranken. Vier Stunden Bewegung pro Woche können das Risiko um 37 Prozent verringern. Eine Ernährungsempfehlung, die ebenfalls nachweislich das Brustkrebsrisiko senkt, wurde in der Tabelle auf Seite 88 zusammengefasst.

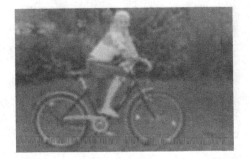

„Es ist der Geist,
der sich den Körper baut"
Friedrich von Schiller

GEZIELTE BEWEGUNG
4 Stunden wöchentlich senken
das Brustkrebsrisiko um 37%

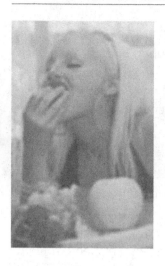

ERNÄHRUNG
Sojaprodukte
(Phyto-Östrogene/Japanstudie)
Hülsenfrüchte
5x täglich Obst und Gemüse
1x wöchentlich Fisch
wenig tierisches Eiweiss

DIE NATUR – KRAFT für Ihre Gesundheit
Wieder mehr Beziehung zur Natur ins tägliche Leben
aufzunehmen, ist einer meiner wichtigsten Ratschläge.
Der Mensch braucht Licht, Luft, Sonne, die Energie der
Bäume, Blumen, Tiere, Flüsse, Steine und die Kraft der Stille. Der Mensch ist ein Teil
der Natur. Aber mit der zunehmenden Industrialisierung und Globalisierung entfernen wir uns immer mehr davon. Wir sollten jede Möglichkeit ergreifen, in der Freizeit
Wanderungen oder Waldspaziergänge zu unternehmen. Besonders in den Herbst-

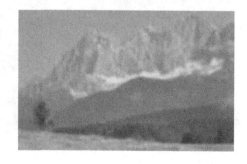

und Wintermonaten wäre es wichtig,
Sonnen- und Lichtenergie zu tanken. Zur
Mittagszeit, wenn die Wintersonne am
höchsten steht, sollten Sie möglichst viel
an die frische Luft gehen. Verbringen Sie
diese wichtige Zeit im Freien mit einem
kleinen Imbiss für unterwegs und genießen Sie das große Familienessen, wenn
die Dämmerung hereinbricht. So lebten
die Menschen früher tatsächlich. Lernen Sie von alten naturverbundenen Traditionen. Wenn Ihre Winterausflüge zur Gewohnheit werden, tragen Sie so optimal
zur Vorbeugung und Therapie gegen die gefürchtete Winterdepression SAD
(saisonabhängige Depression) bei. Lichtenergie zu tanken ist ebenso wichtig wie
gesunde Ernährung, guter Schlaf und reichlich Bewegung. Das Bild des Schutzhauses soll daran erinnern.

SCHLAF – Erholung und Heilung
Schlaf bedeutet für Ihren Körper und Ihren
Geist nicht nur Erholung – nicht Stillstand,
sondern intensive Arbeit zum Wohle Ihrer
Gesundheit. Jede Nacht geschieht dieses
Wunder. Der Körper repariert sich selbst

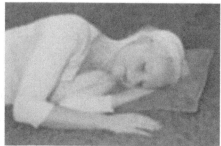

und bereitet sich zugleich auf neue Aufgaben vor. Während Sie schlafen arbeitet Ihr Immunsystem auf Hochtouren. Wie viele Bakterien und Viren werden einfach aufgefressen und unschädlich gemacht. Sogar Krebsvorstadien werden vom Körper erkannt und gleichsam im Schlaf behandelt und geheilt. Oft schlafen Sie krank ein und erwachen gesund ohne, dass Ihnen das Wunder bewusst ist. Achten Sie daher auf einen gesunderhaltenden Schlaf mit allen Ihnen zur Verfügung stehenden Mitteln: Meditation, Schlaftee, etc. oder sprechen über Schlafstörungen mit Ihrem Arzt. Bereiten Sie sich auf das Wunder „Schlaf" bewusst vor, d. h. vor allem keine schwere Kost vor dem Einschlafen, weder für den Körper noch für den Geist. Freuen Sie sich auf Ihren Schlaf und genießen Sie ihn!

3. Das Schutzhaus im Alltag

Der richtige Platz für Ihr Schutzhaus

In Erinnerung an die grafische Darstellung, wie sehr Stress unsere Hormonproduktion beeinflusst, stellen wir nun unser Schutzhaus an den richtigen Platz, damit es uns vor Krankheit schützt.

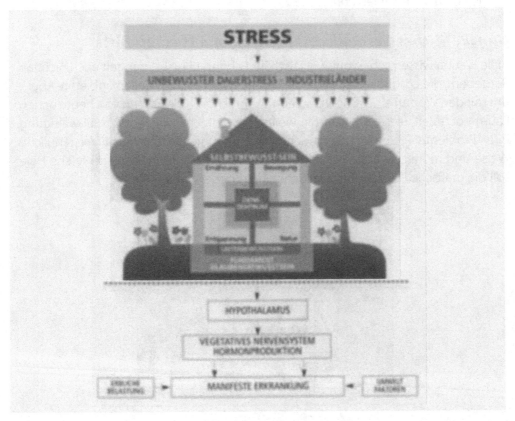

Stressschutz ist Krebsschutz

Bei allem was wir tun, sollten wir daran denken, dass unser körperliches, aber auch unser seelisches und geistiges Potenzial für ein ganz anderes Leben geschaffen wurde, als für das Leben, das wir in unserer Zeit führen. Unsere Genstruktur hat sich seit tausenden Jahren nicht wesentlich verändert, aber unsere Lebensweise hat sich massiv verändert.

Computer und Maschinen – von Menschen entwickelt – haben uns Menschen in mancher Hinsicht längst überholt. Der Zauberlehrling hat den Meister an die Wand gedrückt. Um den Alltagsstress im täglichen Leben zu bewältigen, teile ich ihn bewusst in zwei Bereiche: Berufsstress und Freizeitstress. Acht Stunden Arbeitsstress ist für die meisten Menschen gerade noch zumutbar. Diese acht Stunden sind konkret nur 1/3 Ihres Tages. Aber Ihre Freizeit könnten Sie bewusster planen, um Ihre Gesundheit nicht zusätzlich zu belasten. Um mich selbst vor Freizeitstress zu schützen, habe ich mir einen einfach zu merkenden Satz ausgedacht: „Ich tue nur, was wichtig und richtig ist, für mich selbst oder für meine Mitmenschen!" Ihr Freizeitstress lässt sich mit diesem Satz leicht begrenzen. Wenn Sie zum Beispiel dringend Zeit für sich selbst brauchen und zu einer wichtigen Veranstaltung eingeladen sind, hat sich der ehrliche Satz bewährt: „Ihr habt an diesem Abend viele Gäste, aber ich habe nur mich und ich brauche mich jetzt dringend."

Ganzheitliches Gesundheitsbewusstsein auf einen Blick

Viele Frauen wissen sehr wohl, wie falsch ihr Lebensstil ist. Es mangelt auch nicht an Ratgebern, die Lösungsvorschläge gleichsam zwischen den Zeilen anbieten. Aber - um mit den Worten einer Buchhändlerin zu sprechen – die Frauen von heute haben kaum noch Zeit, diese zu lesen. Sie wollen ein einfaches „Rezept" zur Bewältigung ihrer Probleme – eine Art Gebrauchsanweisung, die sie auf leicht verständliche Weise und möglichst auf einen Blick an das Basiswissen erinnert. Eine solche Hilfe soll die grafische Darstellung vom Schutzhaus gegen Krebs sein.

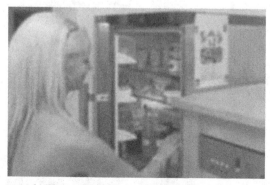

Das Schutzhaus im Alltag – ein Blickrezept für Ihre Gesundheit

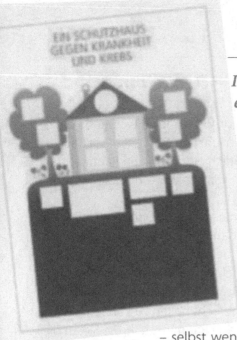

Ihr persönliches Schutzhausposter – eine Vorlage für eine Fotocollage

Sie haben die Möglichkeit, das Schutzhaus, das ich für Sie entwickelt habe, mit persönlichen Fotos individuell zu gestalten. Es zwingt zum Nachdenken und zur Beschäftigung mit sich selbst. Wenn Sie dieses persönliche Schutzhausbild an einer Stelle anbringen, wo Sie es täglich sehen können, etwa an der Innentüre Ihres Wäscheschrankes, wird durch die gewohnheitsmäßige Betrachtung dieses Bild von Ihrem Unterbewusstsein aufgenommen und steht Ihnen jederzeit zur Verfügung – selbst wenn Sie den Inhalt dieses Buches längst vergessen haben. Im Büro der Aktion Regen können Sie ein Poster dieser Grafik bestellen.

Schöne Erinnerungen sinnvoll geordnet – gewohnheitsmäßig betrachtet – können zu Ihrer Gesundheit beitragen.

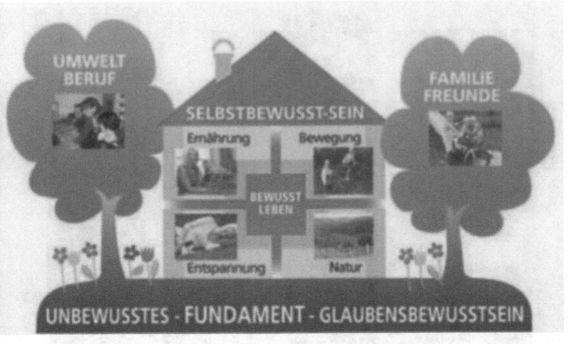

Die Seele denkt in Bildern

4. Unser Wohnzimmer – unser Denkzimmer

Wir haben unser „Körperhaus" fertig gebaut und wir wissen jetzt, worauf es dabei ankommt. Richten wir nun unseren Wohnraum nach neuen wissenschaftlichen Erkenntnissen und altbewährten Richtlinien gemütlich ein. Es soll ein Raum sein, in dem sich Geist und Seele wohl fühlen. Hier wollen wir denken, fühlen, lieben, aber genauso unsere Probleme lösen.

Als Frauenärztin bin ich in der täglichen Praxis immer wieder mit den persönlichen Problemen meiner Patientinnen konfrontiert und manche Frauen erwarten von mir als Ärztin und Vertrauensperson häufig erste Hilfe bei psychischen Problemen. Ich habe mich daher seit mehreren Jahren über einschlägige medizinische Literatur und Vorträge intensiv auf dem Gebiet der Psychologie und Psychosomatik weitergebildet, um hier durch richtige Ratschläge praxisgerecht helfen zu können.

Zum leichteren Verständnis habe ich Möbel in den Raum gestellt, die Sie an die Ratschläge auf einen Blick erinnern sollen. Eine gebräuchliche Redewendung kann hilfreich sein, damit Sie meine Ratschläge für ein gesundes Denk- und Wohnzimmer besser in Erinnerung behalten, denn wer möchte nicht „ganz richtig im Stübchen sein"?

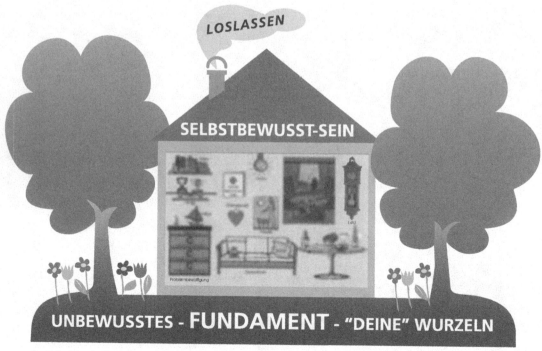

Ein Beispiel, wie Sie Ihr persönliches Wohnzimmer einrichten könnten, um mit Ihren Gefühlen und Gedanken in Harmonie zu leben.

5. Möbel-Symbole, die helfen und erinnern

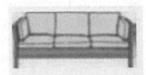

Die große Couch in der Mitte symbolisiert unsere Gewohnheit. Dieses bequeme Möbelstück in unserem Wohnzimmer ist sehr dominierend. Jeder weiß, dass falsche Gewohnheiten krank machen! Es wäre aber ebenso wichtig, richtige Gewohnheiten zu fördern. Sie sind eine wesentliche Voraussetzung, um gesund und glücklich zu bleiben. Nur wenige sind sich dieser Tatsache bewusst und deshalb fällt es uns so schwer, die „Macht der Gewohnheit" zu beeinflussen. Schauen Sie auf dieses Bild und erkennen Sie die Dominanz dieses wichtigen Möbelstücks in der Mitte Ihres Raumes. Wie können Sie aus falschen Gewohnheiten richtige machen? Vielleicht stellen Sie eine schöne Wasserkaraffe mit einem Glas auf Ihren Schreibtisch, damit Sie mehr trinken? Vielleicht wechseln Sie endlich die alte Matratze, die Ihre Kreuzschmerzen verursachen könnte? Oder Sie gehen regelmäßig nach dem Abendessen noch eine Runde spazieren?

Auch neue, ausgefallene Gewohnheiten können Sie einführen: Für meine Familie ist es längst zur Gewohnheit geworden, das Mittagessen am Sonntag erst um 15.00 Uhr einzunehmen. Mit ein bisschen Obst und ein paar Bissen den Hunger vorher zu stillen ist erlaubt, aber dafür fällt es uns leicht, wenigstens einmal wöchentlich auf ein Abendessen zu verzichten. Eine Reduktion des Körpergewichtes, Wohlbefinden und ein guter Schlaf machen diesen Verzicht mehr als wett! Genauso kann „Dauerärger" uns mit der Zeit ebenso krank machen wie übermäßiger Alkoholkonsum oder eine falsche Haltung.

Überdenken Sie daher auch Ihren Freundeskreis: Positiv denkende Menschen werden Sie ständig positiv beeinflussen. Und dass Optimisten gesünder sind als Pessimisten, ist ebenfalls wissenschaftlich erwiesen.

Täglich ein kurzes Innehalten, zur Ruhe kommen, eine kurze Meditation könnten Ihr Leben unendlich bereichern. Überdenken Sie Ihre täglichen Gewohnheiten in Ihrer Ehe und in Ihrem Job. Welche Gewohnheiten sollten Sie ändern und welche neuen Gewohnheiten könnten Sie in Ihrem Wohnzimmer erarbeiten, die Sie in Zukunft gesünder und glücklicher machen?

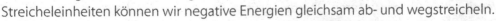

Auf unserem Sofa sitzt eine kleine Katze.
Das Bild soll zeigen, dass ein Haustier – vielleicht eine Katze oder ein Hund – fähig ist, viel Liebe zu geben. Bei den gewohnheitsmäßigen Streicheleinheiten können wir negative Energien gleichsam ab- und wegstreicheln.

Zahlreiche wissenschaftliche Arbeiten bestätigen, dass Menschen, die Haustiere haben, gesünder und glücklicher sind als jene, die ganz alleine leben. Vielleicht ist mein Artikel für Sie Anlass, dass Sie sich endlich einen solchen Glücksbringer ins

Haus nehmen. Als langjährige Hundebesitzerin kann ich Sie zu dieser Entscheidung nur beglückwünschen und möchte Ihnen eine praxisnahe Idee einer meiner Patientinnen weitergeben: Um für Urlaub und Krankheit gerüstet zu sein, suchte Sie rechtzeitig im Internet einen anderen Hundebesitzer zur Notfallsbetreuung auf Gegenseitigkeit. So fanden sich denn Roko und Susi und seit Jahren machen sie gemeinsam mit ihren Besitzern Urlaube ... krank sind sie seither nicht mehr geworden.

Der Polster auf der Couch symbolisiert die Wichtigkeit von Schlaf.
Eine gut durchgeschlafene Nacht kann Ihnen eine Grippe ersparen oder helfen, Ihre Probleme leichter zu lösen. Genießen Sie danach noch in Ruhe ein gutes Frühstück, damit Sie von dieser körperlichen
und geistigen Frische auch profitieren. Jetzt wäre die beste Gelegenheit, nach einer Lösung für Ihre Probleme zu suchen. Wenn Sie die Möglichkeit haben, diese kostbarste Tageszeit für sich zu nützen, machen Sie bewusst davon Gebrauch.

Bei Schlafstörungen sollten Sie unbedingt prüfen, ob Sie Ihren Körper auch wirklich die besten Voraussetzungen für einen gesunden und tiefen Schlaf bieten: Das ist vor allem ein leerer Kopf und ein leerer Magen. Das heißt eine leichte Bettlektüre, leichte Filme und vor allem eine leichte Kost! Ein fast leerer Magen-Darmtrakt begünstigt die Bildung schlafbringender und gesundheitsfördernder Hormone. Überprüfen Sie auch Ihren Schlafplatz und Ihr Umfeld: Licht- und Lärmschutz, Elektrosmog, Wasseradern, Matratzen, Bettwaren etc.
Wenn Sie nicht schlafen können und Ihnen Schlaftees und homöopathische Präparate nicht helfen, besprechen Sie dieses Problem mit Ihrem Arzt. Schlafstörungen gezielt zu behandeln ist ebenso wichtig wie ein gebrochenes Bein zu schienen. Da der Krankheitsverlauf jedoch schleichend und unmerklich ist, wird die Notwendigkeit einer Therapie oft unterschätzt.

Ihre Hausapotheke
In Ihrem Denk- und Wohnzimmer sollten Sie bewusst Ihre Schmerzen, Ihr Leid und Ihre Krankheiten bekämpfen. Wir unterscheiden grundsätzlich zwischen:

1. **Seelischem Schmerz – dem psychischen Leid und**
2. **körperlichem Schmerz – als Warnsignal für eine Krankheit.**

Die Erste Hilfe bei jedem seelischen Schmerz ist das Gespräch. Der Mund ist das Ventil, wodurch wir unseren Überdruck, unseren übergroßen Leidensdruck, ablassen können. Wenn der Schmerz zu groß ist, dann schreit der Mensch und es brüllt das Tier. Setzen Sie dieses Wissen bewusst ein zur ersten Bewältigung großer seelischer Probleme und Sie werden Ihrem Körper weniger Schaden zufügen. Der erste

Mensch, den Sie sich in Ihrer Not anvertrauen, muss kein Therapeut sein! Er muss nur über eine Fähigkeit verfügen: Er muss zuhören können.

Hilfe bei seelischem Leid

Die gezielte Verarbeitung und Bewältigung seelischer Probleme wird auch als **Coping** bezeichnet.

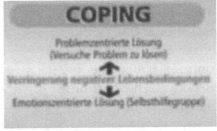

Grundlegend gibt es zwei Möglichkeiten von Coping und diese sollten wir bewusst anwenden, bevor unser Körper Schaden erleidet. Die eine Möglichkeit ist die emotionszentrierte Lösung, d.h. Sie schaffen es, Ihre Gefühle in den Griff zu bekommen. Dafür ist natürlich viel Zeit und Energie nötig. Schneller und vielleicht sicherer hilft Ihnen dabei ein guter Therapeut. Eine Telefonnummer, die Ihnen irgendwann einmal – auch wenn es Ihnen rundherum gut ging – eine gute Freundin gegeben hat, sollte in Ihrem „Erste-Hilfe Schrank" griffbereit sein. Die andere Möglichkeit ist die problemzentrierte Lösung: Machen Sie sprichwörtlich Nägel mit Köpfen! Packen Sie den Stier bei den Hörnern! Sie müssen sich allerdings für einen Weg entscheiden. Finden Sie durch bewusstes Nachdenken diejenige Lösung, die für Sie die bessere ist und weniger schmerzt. Ihre Gesundheit wird es Ihnen danken.

Körperliche Schmerzen – Krankheit

Um körperliche Schmerzen und eine Krankheit aktiv durch Denken in den Griff zu bekommen, hilft vielleicht die Beschäftigung mit dem einfachen Schema zur **Entstehung von Krankheit**, das ich für meine Patientinnen und mich erarbeitet habe. Vereinfacht dargestellt sind es fünf Faktoren, die Krankheiten verursachen können. Diese sind:

1. **Umwelt – Umfeld:** Bakterien, Viren, Verletzungen, Unfälle etc.
2. **Gewohnheit:** Schlechte Gewohnheiten machen uns langsam, aber unmerklich krank; z. B. falsche Ernährung, falsche Bewegung, verspannte Haltung (Computerarbeit etc.).
3. **Alter:** Abnützungserscheinungen, Gelenksschmerzen etc.
4. **Psychische Probleme**, die wir missachten oder unterschätzen.
5. **Genetische Anlagen** können wir zwar nicht ändern, aber wir können ihr Risikopotenzial durch gezielte Vorsorge verringern (Brustkrebsvorsorge).

Wenn Sie eine Krankheit trifft, dann sollten Sie sich gedanklich mit ihr auseinander setzen und nicht nur verzweifelt einen Spezialisten nach dem anderen aufsuchen

Denken Sie über die möglichen Ursachen nach, bewerten Sie diese und vielleicht hilft Ihnen dieses Schema, gerade noch rechtzeitig ungesunde Einflüsse von außen zu erkennen. Jede Therapie wirkt besser, wenn Sie selbst tatkräftig und „denk"-kräftig mithelfen. Gesunde Ernährung, nicht rauchen und Stressabbau verstärken das Gefühl der eigenen Kontrolle und damit die Wirkung ärztlich verordneter Maßnahmen.

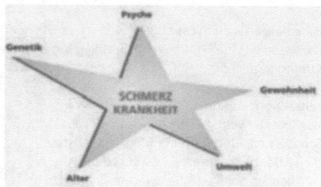

In Ihrer symbolischen Hausapotheke sollten Sie dieses Schema stets griffbereit haben. Ihre Krankheit wird bewusst be-arbeitet, vielleicht sogar ver-arbeitet und gezielter therapiert, als wenn sie durch Angst, Unsicherheit und Ohnmachtsgefühl noch verstärkt wird.

Das Fenster in unserem Raum

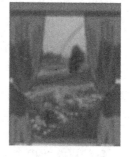

Dieses Fenster soll uns daran erinnern, wie wichtig es ist, aus unserem Schutzhaus hinauszuschauen und – geschützt in unseren vier Wänden – auch in die Ferne, in die Zukunft zu schauen. Ein Gewitter, das draußen aufzieht, wird uns nicht viel anhaben, wenn wir den Schirm nicht vergessen.

Mit Herz und Hirn sollten wir denken, sehen und planen, also mit Gefühl und Verstand. Von unserem Fenster sehen wir auch die anderen Menschen vor unserem Haus: wir haben den richtigen Überblick. Um räumlich sehen zu können, brauchen wir zwei Augen. Blicken wir auch aus unserem Fenster immer mit dem Auge der Vernunft und mit dem Auge des Herzens. Nur so können wir für die Zukunft für uns und unsere Mitmenschen die richtige Entscheidung treffen. Wir wissen auch: dass Nach-sicht und Rück-sicht ebenso notwendig sind wie Vorsicht geraten ist. Das Symbol des Fensters soll Sie daran erinnern, wie sehr wir durch rechtzeitiges Erkennen einer Situation die Chance haben, unser Schicksal zu beeinflussen. Wie viel Leid könnte vermieden oder zumindest gelindert werden, wenn man rechtzeitig eine Gefahr wahrnimmt und ihr dadurch vorbeugen könnte.

Wichtig ist, dass Sie zukunftsorientiert aus dem Fenster schauen und das Ziel, das Sie erreichen wollen, in Ihrer Phantasie deutlich und klar vor Augen haben. Wir erreichen leicht das, was sich unsere Phantasie vorstellen kann. Wünschen, Denken, Glauben und Hoffen ist zu wenig. Das Ziel einer eigenen Therapierichtung – der imaginativen Therapie – ist es, den Menschen zu helfen ihre Phantasiebilder zu entwickeln, denn ... die Seele denkt in Bildern. Was Sie in Ihrer Phantasie deutlich vor sich sehen – bunt und bewegt wie ein Film, Ihr persönlicher Wunschfilm – werden Sie leichter erreichen. Sie können sich daher die Aussicht, die Sie aus Ihrem Fenster haben wollen, selbst aussuchen. Machen Sie von diesem Wissen Gebrauch.

Intuition soll die Lichtquelle unseres Denkzimmers sein.
Grundlegend verfügen wir über 3 Wissensquellen, wenn es gilt, Probleme sinnvoll zu lösen:

1. „Erworbenes Wissen": aus Schule, Wissenschaft und alten Lehren
2. „Erdachtes Wissen": Logik, Kombination mit eigenen Erfahrungen
3. „Gefühltes Wissen": unsere Intuition, der so genannte „sechste Sinn", unsere innere Stimme. Die uns zur Verfügung stehende Summe aller Erfahrungen, schlummert in unserem Unterbewusstsein und erlaubt uns oft ganz intuitiv, die richtige Entscheidung zu treffen.

Hätten unsere Ahnen diese wichtige natürliche Hilfe nicht gehabt, hätten sie kaum überleben können. Auch wenn wir diese innere Stimme nur mehr selten hören, weil sie vom Lärm der Maschinen, von den Massenmedien und der Unterhaltungsindustrie verdrängt wurde, so steht sie uns doch jederzeit zur Verfügung. Drehen Sie also kurz entschlossen das grelle Licht ab, in dem Sie leben. Schalten Sie den Lärm um sich herum aus oder suchen Sie einen stillen Platz in der Natur. Begeben Sie sich in die glückliche Situation, einmal nicht „funktionieren" zu müssen, sondern „einfach nur zu sein" und es wird Ihnen diese große Hilfe der Intuition zur Bewältigung Ihrer Probleme wieder zur Verfügung stehen.

Das Bord mit den Pokalen symbolisiert, wie wichtig Erfolg und Anerkennung sind.
Erfolg ist für den Menschen wie Dünger für die Pflanze. Erfolg ist Nahrung für Körper, Geist und Psyche. Die Bedeutung dieser gesundheitsfördern-

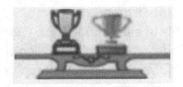

den und immunstärkenden Kraftquelle wird häufig unterschätzt. Deshalb habe ich für den Erfolg ein eigenes Bord in unserem Wohnzimmer eingerichtet. Das Dach unseres Schutzhauses, unser Selbstbewusstsein, hat viele Dachziegel, die sich aus kleinen und großen Erfolgen in unserem Leben zusammensetzen. Versuchen Sie sich an diese Erfolge bewusst zu erinnern. „Mein Sohn hat gerade mit Auszeichnung promoviert ... ich habe ihm das ermöglicht". „Ich habe sehr viele gute Freunde, weil ich so beliebt bin." „Ich habe einen Preis im Fotoclub gemacht." usw. Gerade die kleinen Erfolge zählen: Ein Kind, dem die erste Torte zum Muttertag gelungen ist, erlebt sicher mehr Erfolgsgefühl als ein Rennfahrer, der den 50. Pokal in seinen Glaskasten stellt. Nehmen Sie die Tatsache, nach einem körperlichen und geistigen Einsatz einen Erfolg zu haben, ein großes Glücksgefühl erleben zu dürfen, als Gesundheitsspender an.

In Ihrem Wohnzimmer steht auch ein Tisch ...

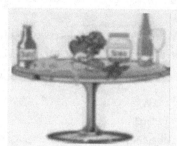

... und er ist reichlich gedeckt mit Nahrungsmitteln, die im Speziellen für eine ernährungsbewusste Brustkrebsvorsorge empfohlen werden.

Mein Ratschlag: Genießen Sie, was Ihnen die Natur und das Leben bietet. Jede Nahrungsauf-nahme sollte uns geistig, emotionell und körperlich satt und glücklich machen. Wenn Sie sich richtig ernähren, dann ist dies auch der Fall. Nur wenn Sie Ihren Körper mit Fetten und tierischem Eiweiß „übersäuern" und wenn Sie genuss- und gedankenlos in sich hineinessen, dann fühlen Sie sich nach dem Essen nicht wohl. Schade um jede Kalorie! Sie nehmen zu und haben sich letzten Endes nur Leid zugefüttert.

Schlechte Laune hat einen Namen: Fett. Schon bald nach einem reichlichen, fetten Gericht fühlen Sie sich körperlich nicht wohl. Denken Sie daher nach, bevor Sie essen. Ihr Tisch sollte festlich gedeckt sein, mit gesundem Essen, aber zugleich mit Dingen, die Ihnen wirklich schmecken. Die Freude am Essen ist ebenso wichtig wie das Essen selbst. Der Genuss fördert die Verdauung. Stellen Sie sich in einer ruhi-gen Stunde Ihren persönlichen Speisezettel mit wohlschmeckenden und gesunden Gerichten zusammen. Nehmen Sie die gesunden „Lieblingsgerichte" Ihrer Familie auch in diesen Essensplan auf.

Die Kommode mit den drei Laden ist ein besonders wichtiges Möbelstück.

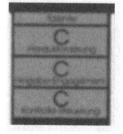

Sie ist ein Symbol für die Widerstandskraft, die ein Mensch hat oder schulen sollte, um den vielen Schicksalsschlägen und den Problemen des Lebens gewachsen zu sein.

Die drei „C"-förmigen Griffe der Laden stehen für die eng-lischen Worte: Challenge, Commitment und Control – die „psy-chological hardiness" (siehe Grafik). Das heißt im Klartext: Wenn Sie ein Schicksalsschlag trifft, versuchen Sie dieser Veränderung die positive Seite abzurin-gen. Das ist nicht leicht und deshalb sollten Sie es üben! Im täglichen Leben, bei kleinen Dingen können Sie diese Widerstandskraft schulen: Sie haben heute das Ziel zwei Kilometer zu laufen – dann tun Sie es! Öffnen und schließen Sie die Laden möglichst häufig, damit Sie im Bedarfsfall gut gleiten. Die beste Widerstandskraft hat der, dem es durch Übung gelungen ist, aus der Niederlage eine Herausforderung zu machen.

Auch ein anderes Beispiel kann hilfreich sein:„Ich habe nun meinen Job verloren. Aber eigentlich möchte ich mein Leben ganz anders gestalten und ich werde dies jetzt mit meinem ganzen Engagement tun. Ich werde ab nun alleine die Verantwortung für mein Leben tragen. Ich schaffe das. Ich bin jetzt mein Chef. Ich bestimme mein Leben. Ich wollte immer Mutter sein. Jetzt darf ich es sein. Ich war früher Hobbygärtnerin. Jetzt werde ich mein Hobby zum Beruf machen. Ich wollte Schriftstellerin werden. Jetzt schreibe ich. Geld ist nicht alles. Ich werde es auch mit weniger schaffen."

Menschen mit dieser Lebenseinstellung können auch in schwierigen Zeiten gesund bleiben. Wie immer das Leben weitergeht, Sie haben mit Ihrem starken Willen und Ihren positiven Gedanken eine stabile, feste Brücke in ein neues Leben geschaffen.

Das Bücherregal soll an die vielen Möglichkeiten erinnern, wie wir unsere Freizeit sinnvoll bereichern könnten.
Wir nehmen sie selbstverständlich hin, ohne sie zu würdigen: Literatur, Musik, Kultur und Kunst aller Art. Ein Blick auf dieses Symbol hilft uns vielleicht im richtigen 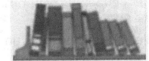 Augenblick zum richtigen Buch zu greifen, ändert unsere Bewusstseinslage oder vertreibt trübe Gedanken. Viele Künstler haben ihr ganzes Leben geschrieben, komponiert, gemalt, gesungen oder Theater gespielt, damit Sie sich heute an ihren Werken erfreuen können. Zu keiner Zeit standen den Menschen vielfältigere Zugänge zu Kultur und Literatur offen. Nützen Sie diese Vorteile und machen Sie Gebrauch davon – vielleicht fällt Ihnen sogar das Wort „Danke" dazu ein. Nehmen Sie dieses Wort überhaupt möglichst häufig in Ihren täglichen Sprachgebrauch auf und Sie werden bald merken, dass Sie damit mehr erreichen als wenn Sie ständig nur bitten. Dankbarkeit ist eine schon fast in Vergessenheit geratene Kraftquelle und es gibt immer einen Grund, für etwas dankbar zu sein.

Das Bild in Ihrem Wohnzimmer symbolisiert die Freude.
Freude ist ein Gesundheitselexier, das Sie sich selbst zubereiten können. Freude ist Liebe zum Leben und Liebe ist immer kraftspendend. Aber die meisten Menschen warten darauf, dass ihnen andere Menschen eine Freude machen. Das Bild in Ihrem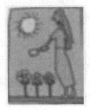

Freude – Selbst(be)lohnung

Ernährung (Schokolade, Kuchen, Fleisch,...)
Getränke (Kaffee, Tee, Wein,...)
Geselligkeit (Freunde, Partys,...)
Shopping (Kleidung, Kosmetik,...)
Kultur (Konzert-, Theater-, Museumsbesuch,...
Körperpflege (Massage, Friseur, Saunabesuch,...)
Natur (Tiere, Pflanzen, Wanderungen,...)
Zeit für „sich selbst" (Meditation, Sport, Lesen,...)

Wohnzimmer soll Sie erinnern wie wichtig es ist, sich selbst immer wieder Freude zu machen. Die Frau auf dem Bild gießt die Blumen damit sie wachsen, ... die Sonne allein genügt nicht! Als praxisgerechte Hilfe rate ich Ihnen: Machen Sie sich eine persönliche Liste mit Dingen oder Beschäftigungen, die Sie gerne tun und die Ihnen Freude bereiten. Ergänzen Sie diese Liste ständig oder beginnen Sie ein „Glückstagebuch" zu führen, das Sie an besonders schöne Stunden immer wieder erinnert. Besonders wenn Sie Probleme haben oder im Leid können diese Erinnerungen sehr hilfreich sein. Leid lähmt Ihre Gedanken, aber das Leben geht weiter und Ihre Zeit ist kostbar. Ein Blick auf Ihre „Freudenliste" kann helfen auch in harten Zeiten einen Anker zu finden um Kraft zu tanken und gesund zu bleiben.

Die Pendeluhr symbolisiert die Zeit, die wir in unserem Leben zur Verfügung haben.
Sie rast nicht dahin und vergeht auch nicht einfach. Das Pendel schwingt gleichmäßig nach rechts und links, auf und ab. Das Pendel soll die Schwingung in unserem Leben symbolisieren. Nach einem Hoch kommen wir über ein Tief bestimmt wieder in das nächste Hoch. Unser Körper, unser ganzes Leben ist stets auf Ausgleich bedacht. Wir haben einen Schlaf-Wachrhythmus, ein Sättigungs- und ein Hungergefühl, ein sympathisches und ein parasympathisches Nervensystem,

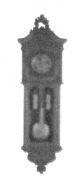

Leid und Freude und den Rhythmus der Jahreszeiten. Der ständige Wechsel, die Bewegung bestimmt unser Leben. Das Pendel einer Uhr soll uns an den von der Natur vorgegebenen notwendigen Lebensrhythmus erinnern. Wir können diesen Rhythmus nicht ändern, solange wir leben. Aber wir können lernen, diesen Rhythmus zu akzeptieren.

Wir können aus diesem Symbol auch lernen, was wir für unser seelisches und körperliches Wohlbefinden brauchen. Das Wissen darüber kann zum Beispiel die Gestaltung von Freizeit und Erholung wesentlich beeinflussen. Menschen, die beruflich ständig viele Menschen um sich haben, sollten sich zeitweise zurückziehen und ein paar einsame Stunden genießen. Andere, die eintönigen Beschäftigungen nachgehen, werden sich nach einem abendlichen Fernsehfilm, einem guten Buch oder einer anspruchsvollen Gesprächsrunde sehnen. Menschen, die viel alleine sind, brauchen dringend - auch ihrer Gesundheit zuliebe – Gesellschaft, Freunde oder gemeinsame Ausflüge mit Gleichgesinnten. Nur wer bewusst sucht, was ihm fehlt, vergeudet nicht seine Zeit mit Langeweile: Glück lasst sich lenken, doch es verlangt von Dir zu denken!

Auch Leid lässt sich leichter ertragen im Bewusstsein, dass auch das Pendel des Glücks ständig auf und ab geht. Die Bewegung ist das Glück. Wer bewusst Leid erträgt, weil er weiß, die nächste große Freude kommt bestimmt, weil diese Bewegung ein Naturgesetz ist, dem wird es leichter fallen, auch das Leid zu ertragen: Das Pendel bleibt niemals oben, es holt sich nur Schwung.

Liebe – die Energiequelle unseres Hauses

Das Herz ist für alle Menschen das einfache, leicht verständliche Symbol für Liebe. Ich habe es bewusst ins Zentrum unseres Hauses gestellt. Die Liebe gehört zu einem der stärksten Gefühle, dessen wir Menschen fähig sind. Liebe hat eine enorme Kraft und hat somit Auswirkungen auf unsere Gesundheit. Wie viele Menschen beklagen sich, krank zu sein, weil sie nicht geliebt werden. Aber Liebe ist kein Privileg für Auserwählte. Liebe ist der Atem der Seele und daher Voraussetzung für Gesundheit und Glück. Jeder Mensch kann soviel beitragen dieses Gefühl der Liebe im Überfluss zu erleben, wenn er bereit ist die Tatsache zu akzeptieren, dass am Beginn jeder Liebe ein aktives Gefühl steht: „Ich liebe! Bedingungslos und ohne wenn und aber!" Erst diese Tatsache macht die Reflexion möglich, die uns dann letztes Endes so glücklich macht. Natürlich scheinen Menschen, die in einer intakten Partnerschaft leben, privilegiert zu sein. Aber es gibt so viele glückliche und alleinstehende Menschen, die strahlen geradezu inneres Glück, Harmonie, Zufriedenheit und Liebe aus. Wenn Sie der Meinung sind, dass Ihnen der Zugang zu diesem wichtigen Gefühl verwehrt ist, dann versuchen Sie es mit Dankbarkeit. Jemand hat Ihnen eine Freude gemacht und war sie auch noch so klein. Sie wurden geliebt und indem Sie dankbar sind, geben Sie diese Liebe zurück. „Dankbarkeit ist Liebe für Anfänger". Suchen Sie bewusst Kontakt zu diesen besonders „liebens-werten" Menschen. Nach meiner Ansicht sind sie leicht zu erkennen: an dem Leuchten in ihren Augen. Sie tragen Liebe in sich und verschwenden sie auch an andere Menschen, aber sie drängen sich meist nicht auf. Denn Liebe ist leise! Die Hand, die streichelt ist leiser als die Gerte, die knallt. Von diesen „liebevollen" Menschen werden Sie dann etwas Wichtiges lernen: Liebe ist nicht nur ein Gefühl. Liebe ist auch ein Auftrag. Liebe Deine Familie, liebe die Natur, liebe Deinen Nächsten und liebe Dich selbst! Erfüllen wir diesen Auftrag, dann gehören wir selbst zu den beneidenswert glücklichen Menschen, die in Liebe leben dürfen und Liebe weitergeben können. Liebe muss leben, um ihre Kraft voll entfalten zu können.

Die Schatztruhe im Keller unseres Hauses
Um auch auf die schönen und guten Erinnerungen, die wir im Leben gemacht haben, jederzeit zurückgreifen zu können, helfen Bilder. Wir haben so viel Freude und Glück erlebt! Füllen Sie damit eine Schatztruhe im Keller Ihres Hauses. Die vielen schönen Erinnerungen, Ihre Erfolge sind in Ihrem Unterbewusstsein gespeichert, aber nicht immer verfügbar.

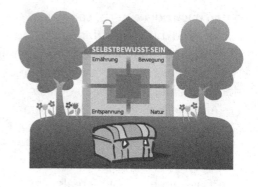

Nützen Sie die Kraft der Visualisierung. Kleben Sie besonders positive Bilder und schöne Erinnerungen in Ihr Schutzhausposter und die Macht der Gewohnheit wird Sie lehren, auch in schweren Zeiten positiv zu denken.

6. Denkanstöße für ein gesundes Raumklima

Ich habe nun viele Möbel und Symbole in unser Schutzhaus gestellt, um Ihnen praxisgerecht zu zeigen, wie wichtig es ist, auch bewusst zu denken. Ein perfekt konstruiertes Haus mit einem schützenden Dach und einem stabilen Fundament nützt seinem Besitzer nichts, wenn er sich darin nicht wohl fühlt. Ebenso wichtig wie unser „körperbewusst" gebautes Haus ist unser „geistiges Inventar". Durch meine Beispiele, die symbolischen Möbel, ist es mir hoffentlich gelungen, Ihnen Denkanstöße und Anregungen zu geben, wie Sie Ihr persönliches Wohn- und Denkzimmer sinnvoll einrichten können. Denken Sie über diese Vorlage nach und ergänzen Sie die Einrichtung – vielleicht gemeinsam mit Ihrer Familie – mit persönlichen Möbelstücken, etwa einem Schreibtisch, einem Klavier oder Spielsachen Ihrer Kinder.

Lernen Sie aus meiner einfachen Vorlage, wie wichtig es ist, wieder selbst nachzudenken ohne auf Hilfe von Freunden oder einem Ratschlag aus dem „Netz" zu warten. Auf diese Hilfe warten Sie vergebens! Es scheint mir eines der größten Probleme unserer Zeit, dass Menschen, die gewohnt sind, mit Maschinen zu korrespondieren, scheinbar auch Maschinen und Computer zu ihren Beratern machen wollen! Somit ist eines meiner größten Anliegen zum Wohle Ihrer Gesundheit: Denken Sie wieder! Ich meine damit, trainieren Sie nicht nur Ihr Gedächtnis, sondern üben Sie das analytische Denken, einfach übersetzt den „gesunden Menschenverstand". Auch hier können wir wieder aus der Tradition lernen. Gesund ist, wer Verstand hat! Diese Art von Gedankentraining ist für unsere Gesundheit ebenso wichtig wie Bewegungstraining für unseren Körper. Doch die wenigsten Gesundheitsratgeber und Fitnessbücher schreiben dem Geist den ihm gebührenden Stellenwert zu.

Sehen – denken – handeln

Mit diesen drei Worten möchte ich Ihnen meine persönliche Problemlösungs-strategie vorstellen, die mir immer wieder geholfen hat, in schwierigen Situationen die richtige Entscheidung zu treffen. Ein Problem bewältigen, ein Leid verarbeiten, eine Veränderung anstreben, dies sind Beispiele für Ziele auf unserem Lebensweg. Den Weg zu einem solchen Ziel teile ich bewusst in drei Etappen und ich möchte Ihnen raten, diese Strategie in Ihr Leben aufzunehmen.

1. Sehen:

Sehen und erkennen Sie die wahre Größe Ihres Problems! Versuchen Sie dabei Ihr Problem möglichst objektiv zu sehen, gleichsam über der Situation stehend als wären Sie Ihr eigener Beobachter. Beurteilen Sie es richtig und holen Sie sich – wenn nötig – die Meinung von Freunden und Bekannten ein, die unvoreinge-nommen sind.

2. Denken:

Ziehen Sie sich in Ihr geistiges Schutzhaus zurück: Was muss getan werden, was muss ich vermeiden, wo muss ich durch und was dürfen wir mit Geduld der Zeit anvertrauen? Versuchen wir, negative Gedanken in unserem persönlichem Wohn-zimmer gar nicht erst zuzulassen. Ärger, Neid, Hass, aber natürlich auch Lärm und Ablenkung bleiben draußen. Hier drinnen wollen wir uns wohlfühlen, dann fällt uns das Denken und Planen leichter.

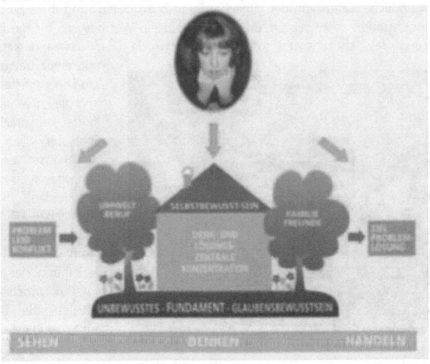

3. Handeln:

Jetzt gehts wieder hinaus in die große Welt: Unsere Pläne wollen in die Tat umgesetzt werden. Nehmen Sie sich genug Proviant von zu Hause mit: Freude, Liebe, Engagement, die Weisheit aus einem guten Buch und Ihre Intuition, die Ihnen verspricht, so geht's wirklich, jetzt handle ich richtig.

Wenn es Ihnen möglich ist, versuchen Sie Ihre Probleme nach diesem Drei-Stufenplan zu lösen. Dann kommt Ordnung in Ihr Leben. Nur zwei Voraussetzungen sind nötig: Zeit und Energie. Darum sparen Sie bewusst mit der Zeit, die Sie in Ihrem Denkzimmer brauchen. Es gibt Menschen, die stundenlang fernsehen, Parties besuchen, durchs Internet surfen, statt sich während dieser Zeit mit der Lösung ihrer eigenen Probleme zu beschäftigen. Auch unsere Energie ist limitiert. Schützen Sie sich vor Verschwendung, Vergeudung und Energieräubern, solange Sie Ihre Probleme noch bewusst erkennen und lösen könnten. Wenn Sie sie nicht lösen, dann löst sie Ihr Körper – und nicht immer zu Ihren Gunsten!

7. Ein Schutzhaus für Kinder und Jugendliche

Im Rahmen meiner Vortragstätigkeit zu diesem Thema arbeitete ich auch mit Lehrerinnen zusammen, die das Schutzhausmodell im Unterricht vorstellten. Kinder und Jugendliche waren von der einfachen grafischen Darstellung ihres persönlichen Lebensraums so begeistert, dass schon bald ein Wettbewerb für die beste Gestaltung des Schutzhauses ausgeschrieben wurde. Die Auseinandersetzung mit einer bewussteren Lebensgestaltung und die Phantasie der Kinder ließ prächtige Schlösser, Villen und Hochhäuser entstehen, aber auch kleine bescheidene Hütten mit flachen Dächern, Zelte ohne Fundament. Bei der Preisverleihung der sinnvollsten Fotocollagen wurden die Bilder auch erklärt: z.B. warum der große

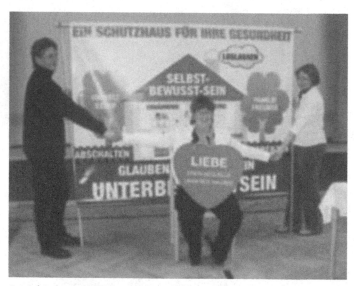

Das Schutzhaustransparent für den Schulunterricht

Baum vor dem Haus den Vater symbolisiert, der das Häuschen in den Schatten stellt, oder warum die Geschwister, dargestellt durch viele Tannenbäume, so dicht neben dem Haus stehen, dass es kaum mehr zu sehen ist.

Ein Schutzhaus für Ihr Enkelkind

Auch ich selbst verwende mein Schutzhausmodell, wenn es an einem so genannten Enkelkindertag zu Problemen kommt: Warum weinen und streiten Kinder oder haben Trotzanfälle? Im Geist befrage ich das Bild, das wie bei vielen meiner Patientinnen im Unterbewusstsein gespeichert ist: Hatten die Kinder heute schon genug Bewegung? Haben sie genügend geschla-

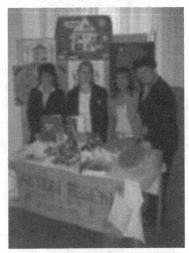

Preisverleihung beim Schutzhauswettbewerb in der Schule

fen? Hatten sie nicht zu lange Essenspausen? Kinder denken nicht ans Essen, aber plötzlich kommt es dann zur Unterzuckerung und der kleinste Anlass kann, gerade im Trotzalter, in einem entsetzlichen Wut- und Weinkrampf ausarten. Bewusst versuche ich daher die Kinder mit einem gesunden Snack oder Obst zu Zwischenmahlzeiten in etwa zweistündigem Abstand zu motivieren.

Auch dass Kinder sich so sehr Baumhäuser wünschen oder ein Zelt im Garten aufstellen wollen, hat sehr wohl etwas mit dem natürlichen Wunsch nach Abgrenzung zu tun. Das ist nicht nur ein Spiel, das ist eine Notwendigkeit, die wir als Erwachsene als ein Signal wahrnehmen und beachten sollten. Natürlich habe ich als Kind, das in bescheidenen Verhältnissen lebte, auch kein eigenes Zimmer gehabt. Aber ich erinnere mich gut, dass ich immer ganz oben auf der Dachbodenstiege gehockt bin, wo mich keiner mehr gefunden hat. So können Sie selbst viele Ratschläge zum Wohle Ihrer Kinder aus dem Schutzhausmodell ableiten und erarbeiten. Aus meinem Leben als Großmutter möchte ich Ihnen einen Vorschlag machen, wie Sie schon mit den kleinsten Enkelkindern gesundheitsfördernd richtig spielen können und sie so lehren, bewusster zu leben.

Abgesehen von gemeinsamen Wochenenden habe ich für meine Enkelkinder einen fixen Tag in der Woche eingeplant. Wir gehen dann gemeinsam in den Wienerwald und irgendwo bauen wir uns mit sehr viel Phantasie ein kleines Haus. Die Kinder holen Äste und legen damit den Grundriss aus. Dann setzen wir uns in unserem Phantasiehaus auf ein Stück Plastikfolie, die ich für diesen Zweck immer in meiner Jackentasche habe. Wir kochen für die Puppen Spaghetti aus Gras und dazu gibt es Spinat aus frischem Moos und ein knuspriges Brot aus Baumrinde. Wenn wir uns dann an den großen Baum lehnen und die Augen schließen, können wir das

Zwitschern der Vögel noch deutlicher hören und wir genießen Livemusik bei unserem Festessen.

Psychologen wissen sehr wohl, dass alle Erlebnisse der frühesten Kindheit und das, was die Phantasie der Kinder wirklich beschäftigt, ihr zukünftiges Leben bestimmt. Die Phantasie ist der Motor unserer Gedanken und was wir denken, das sind wir letzten Endes. Kurbeln Sie die Phantasie Ihrer Kinder an und helfen Sie ihnen, sich glücklich und gesund zu denken. Geben Sie Ihren Enkelkindern die Ruhe und Geborgenheit, die sie für ihre Entwicklung dringend brauchen, in unserer hektischen, lauten Welt jedoch nicht mehr finden.

Es liegt so viel an Ihnen als Großeltern diese Chance zu nützen. Kämpfen Sie für diese Kinder: Die Stunden mit Ihnen müssen wichtiger und begehrter sein als die Trickfilme im Fernsehen. Fernsehfilme „vertreiben" zwar die Zeit, aber wollen wir das überhaupt? Wir Alten sollten doch vom Leben gelernt haben, wie kostbar sie ist. Wenn Sie also wie ich zu den Glücklichen gehören, die Ihre Enkelkinder auf ihrem Weg ins Leben begleiten dürfen, dann genießen Sie diesen gemeinsamen Weg. Auch wenn Sie nur wenige Stunden aufbringen können, geben Sie dieser Zeit einen Sinn.

Lehren Sie Ihre Kinder die Natur lieben und verstehen! Das Schutzhaussymbol regt schon die Fantasie der Kleinsten an: „Gelt Oma, die Schnecke hat es gut. Sie trägt ihr Schutzhaus immer bei sich."

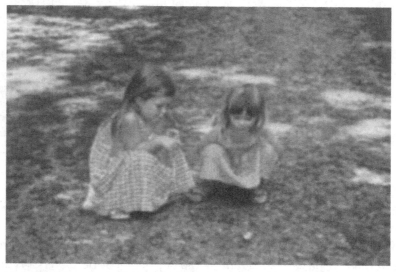

Die Schnecke hat es gut, sie trägt ihr Schutzhaus immer bei sich

8. Lebensberater aus der Natur

Den psychosomatischen Fragebogen (Seite 76), mit dem Sie vielleicht den Ausbruch einer Krebserkrankung vorbeugen könnten, habe ich vor allem für diejenigen unter Ihnen ausgearbeitet, die zu den so genannten „Risikopatientinnen" gehören oder so wie ich selbst erblich schwerst belastet sind. Auch die Schwester meiner Mutter und eine Cousine hatten Brustkrebs. Ich habe die feste Absicht, diese Krankheit zu verhüten, nicht nur durch eine fettarme Diät, reichlich Bewegung oder die Möglichkeit, durch die jährliche Mammographie Brustkrebs im Frühstadium gerade noch rechtzeitig zu erkennen. Nach 20-jähriger Erfahrung in der Brustkrebsvorsorge bin ich sicher, dass es Formen von psychischem Fehlverhalten gibt, die unser Immunsystem schwer belasten können. In diesem Sinne habe ich ein mögliches Brustkrebsverhütungskonzept zunächst für mich persönlich und dann auch für meine Familie zusammengestellt.

Auch ich hatte viel Leid und Probleme zu bewältigen. So starben zum Beispiel völlig unerwartet meine Eltern aus voller Gesundheit plötzlich innerhalb von 4 Monaten. Ich suchte damals Kraft bei Gott und in seiner Natur. Mein persönlicher Kraftplatz ist ein Stein am Ufer des Pielachflusses, denn der Fluss mit seiner Strömung ist für mich ein sichtbarer Berater in Lebenskrisen. Ich beobachte das Wasser, wie es übers Geröll sprudelt, um sich kurz darauf wieder zu einem langsam strömenden Gewässer zu sammeln, wie es manchmal laut plätschert und prasselt und dann wieder ganz ruhig dahinfließt. Die Äste, die mitgeschwemmt werden, versuchen sich manchmal quer zu legen. Aber sie liegen nur etwas länger zwischen den Steinen und dann reißt sie die Wucht des Wassers mit. Der Kraft der Strömung können sie nicht widerstehen. Das Leben in seiner Bewegung gleicht einem Fluss, dem wir uns anvertrauen können und müssen. Aber für die meisten Menschen ist das Leben ein einziger Kampf gegen die Strömung.

Am Ufer des Flusses ist die Natur für mich anschaulich und vorbildlich und ich schaffe es stundenlang hier zu sitzen und zu lernen. Auf einer Sandbank am Pielachfluss habe ich ein kleines Gedicht geschrieben, das mir selbst oft hilft. Da es vielen meiner Freunde gut gefallen hat, möchte ich es hier, vor allem als kleines persönliches Dankeschön für die vielen Spender der AKTION REGEN, veröffentlichen. Es soll auch ein kleiner Trost sein, wenn Sie Ihr Glück einmal vorübergehend verlassen hat … Das Glück ist eben ein Fluss.

Das Glück ist ein Fluss
und kontrastreich ist die Landschaft, die er durchströmen muss.
Schroffe Felsen, steile Hänge
geben ihm Kraft durch das Gefälle –
auch weiter zu strömen, wenn er die Ebene durchspült
und sein Wasser im Schlamm der Erde wühlt.
Da muss er durch. Und gurgelnd, sprudelnd, zischend, schnell
geht's über Kiesel und Geröll.
Blitzblank kommt er am Weiher an
um auszuruhn, von dem, was man ihm angetan.
Träumt und genießt die heil'ge Stille
die Schönheit der Natur – in Fülle.
Tankt Kraft bevor es weitergeht
auf seinem scheinbar fließend leichten Weg.
Lern von dem Fluss Dein Glück genießen.
Doch wisse, seine Kraft heißt Fließen!
Ein Glück, das ständig stille steht,
in Langeweile übergeht.
Weil stehendes Wasser zum Sterben verdammt,
nimm den Fluss Deines Lebens selbst in die Hand
und bau Deinem Fluss ein festes Bett
damit er auch Unwetter gut übersteht.
Es kann nur der sein Glück behalten,
der von dem gibt, was er erhalten.
Und Du weißt, Glück lässt sich lenken,
versuchst Du positiv zu denken.
Doch lässt Du mehr vom Glück herein,
versuchst Du positiv zu sein.
Und wenn Dich's Glück vergessen hat,
versuch's mit einer guten Tat.
Wo immer Menschen Menschen lieben
ist auch ein Stück vom Glück geblieben.
Denn über dem Glück noch die Liebe wacht:
Drum glücklich ist, wer glücklich macht!

Ein Gedicht von Dr. Maria Hengstberger ©

10. Ein Nachwort

Dieses Buch habe ich vor allem für Frauen geschrieben, die in ihrer Angst vor Krankheit und Krebs Hilfe suchen. Gerade Brustkrebs betrifft schon jede achte Frau – und sollte auch als Alarmsignal für die zunehmende psychische Überforderung in unserer Zeit gewertet werden.

Ich hoffe, es ist mir gelungen, Ihnen einige Anregungen zu geben, wie Sie Ihr persönliches „Schutzhaus" aufbauen können. Ich wollte nur die Architektin sein, die Ihnen einen sinnvollen Plan gezeichnet hat, doch bauen, gestalten und einrichten müssen Sie Ihr Haus selbst. Das „Schutzhaus" wird nicht schlüsselfertig geliefert! Sie selbst müssen die Bauleitung übernehmen: Wie groß es ist, wie sicher, wie funktionell – das alles bestimmen Sie. Bauen Sie sich ein Schloss! Die Handwerker – Ihre Gedanken – stehen Ihnen jederzeit zur Verfügung. In Ihrem Schloss sind Sie König: glücklich und gesund. Wenn dies nicht der Fall ist, dann beginnen Sie ab jetzt tatkräftig mit den Renovierungsarbeiten. Bauen Sie Ihr Lebenshaus, Ihr „Schutzhaus gegen Krankheit und Krebs", stabil und schützend, so richtig zum Wohlfühlen und gesund werden. Denn dieses Buch ist Ihnen nicht zufällig in die Hand gefallen: Mein Wunsch, Ihnen zu helfen – hat Sie vielleicht gerade im richtigen Augenblick erreicht.

Wenn Sie aber wirklich zu den „Königen" unserer Erde gehören, vital, gesund und glücklich, dann vergessen Sie nie, wie sehr Sie diese Welt braucht. Seien Sie ein guter König! Geben Sie! "You get what you give." Was immer Sie jemals ohne Erwartungshaltung geben, kommt irgendwann, auch ohne dass Sie es erwartet haben, wieder zu Ihnen zurück. Von diesem Naturgesetz sind auch Kinder, Kranke und behinderte Menschen nicht ausgenommen. Gerade in der Zusammenarbeit mit meinen blinden Mitarbeitern wird mir diese Gesetzmäßigkeit bewusst. Ihr größtes Leid haben sie sinnvoll eingesetzt, um anderen Menschen zu helfen. Nach zwanzigjähriger Zusammenarbeit behaupte ich, dass diese Menschen zu den glücklichsten und gesündesten Menschen gehören, die ich kenne.

In diesem Sinne habe ich für Sie dieses „Schutzhaus" gebaut. Mit Wissen, Arbeit und viel Liebe habe ich mich bemüht, Ihnen bewusst zu machen, dass Sie allein die Fähigkeit besitzen, gesund zu sein oder gesund zu werden. Wir Ärzte können Sie auf Ihrem Lebensweg nur begleiten und Ihnen in schwierigen Situationen unsere Hilfe anbieten. Möge Gott Sie auf diesem Weg begleiten. Das wünsche ich Ihnen von ganzem Herzen

Ihre Maria Hengstberger

Die AKTION REGEN

Portrait einer österreichischen Entwicklungshilfeorganisation
von Christina Maria Hack

Die AKTION REGEN wurde 1989 von der Wiener Frauenärztin Dr. Maria Hengstberger mit dem Ziel gegründet, Menschen, die keinen Zugang zu Bildung haben und in großer Armut leben, eine Chance auf Familienplanung zu geben. Das Wort Regen steht für Wasser, das erst an die Wurzeln kommen muss, um eines der größten Probleme unserer Erde – die Bevölkerungsexplosion – zu bewältigen. In aller Welt werden unter der fachärztlichen Leitung von Dr. Hengstberger Seminare für Entwicklungshelfer gehalten – gemäß ihrem Motto: Education – Motivation – Innovation. Gelehrt wird, wie man aufklärt, motiviert und neue Methoden der Familienplanung praxisgerecht einsetzt.

Ihr wichtigster Aufklärungsbehelf ist die Geburtenkontrollkette®, eine einfache Halskette mit tropfenförmigen, farbigen Perlen, die fruchtbare und unfruchtbare Tage im weiblichen Zyklus symbolisieren. Ein kleiner Gummiring wird täglich weitergezogen – durch die Tropfenform ist dies nur in einer Richtung möglich – und an der Farbe der Perle

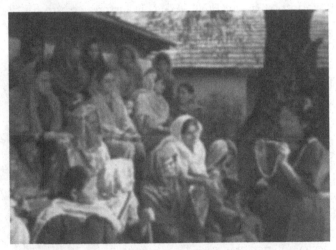

Familienplanung mit der Geburtenkontrollkette in Indien

kann jede Frau erkennen, ob sie sich gerade in einer fruchtbaren oder unfruchtbaren Phase ihres Monatszyklus befindet. Blaue Markierungen auf gelben Perlen zeigen bei dieser Verhütungsmethode sogar die Wahrscheinlichkeit einer möglichen Befruchtung an.

Die Geburtenkontrollkette wird heute in 30 Ländern von lokal tätigen Entwicklungshilfeorganisationen verteilt und auch in Eigeninitiative hergestellt. Wo bisher die Billings-Methode (Beobachtung des Zervikalschleims) gelehrt wurde, werden die dort üblichen Farbsymbole – weiß für fruchtbare und braun für unfruchtbare Tage – auch bei der Kette verwendet. Die von der Universität des Jesuitenordens, der Georgetown-University in Washington, weiterentwickelte und

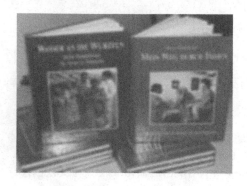

als „CycleBeads" zum Patent angemeldete Geburtenkontrollkette wird heute von Institutionen der katholischen Kirche in den Entwicklungsländern verbreitet.

Über die Entwicklung der Geburtenkontrollkette und ihre Tätigkeit in Äthiopien berichtet die Ärztin in ihrem berührenden Tagebuch „Wasser an die Wurzeln" (1990). In „Mein Weg durch Indien" (1993) erzählt sie – ebenfalls in Form eines Tagebuches – über die Vorstellung und Verbreitung der Kette auf dem indischen Subkontinent.

Wärme für Sibirien

Nach einem Seminar für Frauenärztinnen in Sibirien nutzte Dr. Hengstberger die Bekanntheit der AKTION REGEN in Österreich, um für die ärmsten Familien Sibiriens gut erhaltene Winterbekleidung zu sammeln. Die Aktion „Wärme für Sibirien" wurde drei Jahre lang als Weihnachtsaktion durchgeführt (1999–2001). Über 800 Tonnen warme Winterbekleidung konnten in 26 Städten Sibiriens gemeinsam mit der Hilfsorganisation „Aquila" in den entlegensten Orten Sibiriens verteilt werden. In weihnachtlich dekorierten Schachteln gab es als persönliches Geschenk für Frauen und Mädchen auch den bunten Zyklussymptomkalender der AKTION REGEN in russischer Sprache. Auf diese Weise erhielten

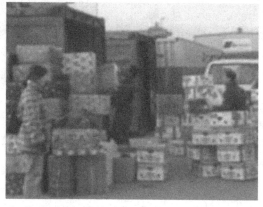

800 Tonnen Winterbekleidung wurden in 26 Städten verteilt

10.000 Familien Hilfspakete aus Österreich, wobei die meisten Spender die Transportspesen aus eigener Tasche bezahlten. Da in Russland im Jahr 2002 die Zölle für gebrauchte Hilfsgüter drastisch erhöht wurden, konnte die Aktion leider nicht mehr fortgesetzt werden.

Von der Geburtenkontrollkette zum Schwammdiaphragma

Die AKTION REGEN konnte auch bereits vier so genannte Seminarkliniken in Entwicklungsländern aufbauen. Dort werden Familienplanungsseminare gehalten und medizinische Versorgung geboten. Neu ist der Einsatz des Schwammdiaphragmas®, das bisher nur von Frauenärztinnen in Sibirien praxisgerecht einge-setzt wurde und sich als haltbarer „Schwangerschaftsverhütungsbehelf" bewährt hat. Ein Schwämmchen, passend für ein spezielles Scheidendiaphragma, wird mit verdünntem Alkohol und Essig oder Zitronensaft getränkt und bildet einen Schutz gegen unerwünschte Schwangerschaft, aber auch gegen mögliche Krankheits-erreger. Besonders dort, wo es Frauen nicht möglich oder erlaubt wäre, an den möglicherweise fruchtbaren Tagen enthaltsam zu bleiben, ist das Schwammdiaphragma oft die ein-zige Möglichkeit, über Zeitpunkt und Zahl der Schwangerschaften zu bestimmen.

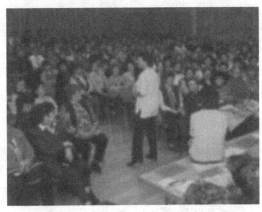

Mit unermüdlichem Einsatz setzt sich Maria Hengstberger weiterhin dafür ein, die Ziele der Aktion Regen zu verwirklichen und verhilft damit Frauen in so wohlhabenden Ländern wie Österreich zu mehr

Dr. Hengstbergers Motto „Biete Wissen gegen Spende"

Gesundheitsbewusstsein – im Sinne eines Gebens und Nehmens. Nicht nur, dass sie laufend gynäkologische Vorträge für Laien hält, deren Reinerlös der AKTION REGEN zugute kommt, so versucht sie auch, mit dem von ihr entwickelten „Schutzhaus gegen Krankheit und Krebs" ein neues Gesundheitsbewusstsein zu verbreiten.

Wenn Sie aus diesem Buch persönlich etwas für Ihre Zukunft mitnehmen konnten und Sie Frau Dr. Hengstberger dafür danken möchten, dann unterstützen Sie die Aktion Regen durch einen oder mehrere „Regentropfen".
Spendenkonto: Erste Bank, Kto. 037-25200, BLZ 20111

Nähere Informationen über diese Entwicklungshilfeorganisation erhalten Sie auch auf der Internet-Homepage
www.aktionregen.at oder telefonisch unter +43-1-720 66 20.

Literaturverzeichnis

Domnowski M (1999) Burnout und Streß in Pflegeberufen. Brigitte Kunz Verlag, Hagen

Dudenhausen JW, Schneider HPG, Bastert G (Hrsg.)(2003) Frauenheilkunde und Geburtshilfe. de Gruyter, Berlin, New York

Eiermann W, Böttger S (1995) Sprechstunde Brustkrebs. Gräfe und Unzer, München

Kleine-Gunk B (1999) Brustkrebs vorbeugen: So vermindern Sie Ihr Risiko. Trias, Stuttgart

Sonneck G (1999) Medizinische Psychologie. Facultas, Wien

Zimbardo PG & Gerrig RJ (1999) Psychologie. Springer, Heidelberg

Wissenschaftliche Arbeiten

Bachtiary B, Riss P, Hengstberger M (1995) Der Endotrainer. Vordehnung des Musculus levator ani bei der Behandlung von Stressinkontinenz. In: Kontinenz 4, Hippokrates Verlag, Stuttgart, S 150–153

Hengstberger M, Kremnitzer P, Sator M, Frigo P (1995) Die konservative Behandlung der Gebärmuttersenkung und Harninkontinenz mit dem Endotrainer. In: Arzt und Praxis, 49. Jg, Medizinische Fachzeitschriften GmbH, Göttlesbrunn

Hengstberger M (1984) Verbesserte Brustkrebsvorsorge-Hydropalpation durch Blinde als Alternative zur Selbstkontrolle. Sonderdruck aus Gynäkologischer Rundschau, Vol 24, Suppl. 2

SpringerMedizin

Franz Fischl, Andreas Feiertag

Wirtschaftsfaktor Brustkrebs

Werden Frauen und ihre Ängste instrumentalisiert?

2005. XVII, 179 Seiten.
Broschiert **EUR 19,80**, sFr 34,–
ISBN 978-3-211-23594-2

Die Angst vor Brustkrebs ist berechtigt, da es sich um die häufigste Krebserkrankung der Frau handelt. Manchmal wird diese Angst gezielt geschürt, das Risiko bewusst übertrieben. Wer aber sollte Interesse haben, diese Furcht auszunutzen? Welche Folgen hat das für Frau und Gesellschaft?

Dieses Buch beschreibt nicht nur einen Körperteil, der als Krankheitsort für Betroffene, Angehörige, Ärzte und Pharmaindustrie unterschiedliche Bedeutung gewinnen kann. Es skizziert die Brust auch als Symbol, das in der Geschichte einem großen Wandel unterworfen war: von ernährender Drüse über Weiblichkeit, Sexualität, Unabhängigkeit und Politikum bis zum Therapieobjekt, umsatzträchtigem Gewebe und Mittel geschlechtlicher Diskriminierung. Die Autoren diskutieren anhand jüngster Daten in leicht verständlicher Sprache Chancen und Grenzen der Früherkennung, Sinn und Unsinn von Behandlungen, Wahrheit und Lüge von Statistiken, Nutzen und Risken von Hormonen sowie gewährte und verweigerte Entscheidungsfreiheiten für die Frau.

SpringerWienNewYork

P.O. Box 89, Sachsenplatz 4–6, 1201 Wien, Österreich, Fax +43.1.330 24 26, books@springer.at, **springer.at**
Haberstraße 7, 69126 Heidelberg, Deutschland, Fax +49.6221.345-4229, SDC-bookorder@springer.com, springer.com
P.O. Box 2485, Secaucus, NJ 07096-2485, USA, Fax +1.201.348-4505, service@springer-ny.com, springer.com
Preisänderungen und Irrtümer vorbehalten.

SpringerMedizin

Rosa Aspalter, Eckhard Schitter

Kilo*Coach*™

Abnehmen ist lernbar

2006. 196 Seiten. 20 Abbildungen.
Gebunden **EUR 24,90**, sFr 38,50
ISBN 978-3-211-33546-8

Stellen Sie sich vor: Sie sind ein gestresster Manager und sollten Ihr Zeitproblem mit einer „Zeitdiät" in den Griff bekommen, also: in den nächsten Wochen möglichst wenig Zeit zu verbrauchen. Absurd?

„Blitzdiäten" sind genauso wirkungslos. Ernährung begleitet uns ständig und bedarf ständiger Anpassung. Mit einem Blick aus der „KiloCoach-Perspektive" werden Sie erstaunliche Entdeckungen machen. Sie erfahren Wissenswertes über den biologischen Vorteil, Fett zu speichern, über effektive Zielverwirklichung bis hin zu konkreten Anleitungen zum erfolgreichen Abnehmen. Auch die genussvolle Seite des Essens kommt nicht zu kurz. Wer die neue Sichtweise gleich umsetzen will, kann auf www.kilocoach.at sein eigenes Ernährungsprotokoll führen und sich coachen lassen. Abnehmen und dauerhaftes Wunschgewicht sind kein Geheimnis, sondern ein realistisches Ziel für jeden.

Springer Wien New York

P.O. Box 89, Sachsenplatz 4–6, 1201 Wien, Österreich, Fax +43.1.330 24 26, books@springer.at, **springer.at**
Haberstraße 7, 69126 Heidelberg, Deutschland, Fax +49.6221.345-4229, SDC-bookorder@springer.com, springer.com
P.O. Box 2485, Secaucus, NJ 07096-2485, USA, Fax +1.201.348-4505, service@springer-ny.com, springer.com
Preisänderungen und Irrtümer vorbehalten.

SpringerMedizin

Robert Egger, Hartmut Zwick,
Shi Yong Chuan, Sabine Knoll

Mehr Energie durch Shaolin-Qi Gong

Die Übungen der Mönche für Stressabbau und Leistungssteigerung

Mit Beiträgen von M. Lechner, S. Bartko.
2006. 200 Seiten. Mit zahlr. z. T. farb. Abb.
Broschiert **EUR 24,95**, sFr 38,50
ISBN 978-3-211-33549-9

Was Shaolin-Mönche und Menschen im Westen verbindet, sind langes
Sitzen und konzentriertes, geistiges Arbeiten. Deshalb können wir vom
alten Wissen der Mönche profitieren und lernen, wie Energie aufgebaut und der Kreislauf angeregt werden kann und mehr Sauerstoff in
den Körper gelangt. Der Weg zum Energiegewinn führt vor allem über
die Transformation der Muskeln, Sehnen und Bänder. Mit Hilfe von
Körperübungen, die durch Zeichnungen und einfach verständliche
Anleitungen dargestellt werden, können Sie erfolgreich Stress abbauen
und Ihre Leistung steigern. Das alte Wissen aus dem Shaolin-Tempel
wurde lange geheim gehalten und ausschließlich hinter Klostermauern
weitergegeben. Erst seit wenigen Jahren teilen die Äbte des Shaolin
Tempels ihre tradierte Weisheit mit dem Westen. Robert Egger wurde
von seiner Heiligkeit Abt Shi Yong Xin eine offizielle Vollmacht für die
Leitung von Shaolin Österreich verliehen. Als langjähriger, persönlicher
Schüler von Abt Shi Yong Chuan erhielt er die Vollmacht, Shaolin-Qi
Gong zu lehren.

🔖 SpringerWienNewYork

P.O. Box 89, Sachsenplatz 4–6, 1201 Wien, Österreich, Fax +43.1.330 24 26, books@springer.at, **springer.at**
Haberstraße 7, 69126 Heidelberg, Deutschland, Fax +49.6221.345-4229, SDC-bookorder@springer.com, springer.com
P.O. Box 2485, Secaucus, NJ 07096-2485, USA, Fax +1.201.348-4505, service@springer-ny.com, springer.com
Preisänderungen und Irrtümer vorbehalten.

SpringerMedizin

Leo Auerbach, Alexander Meng, Susanne Schunder-Tatzber, Shichun Wen

Ernährung bei Krebs nach den 5 Elementen der TCM

2005. IX, 137 Seiten. Zahlreiche farbige Abbildungen.
Broschiert **EUR 24,80**, sFr 38,–
ISBN 978-3-211-20549-5

Die „Ernährung nach den fünf Elementen" fußt auf dem jahrtausende-alten Erfahrungsschatz der traditionellen chinesischen Medizin (TCM) und wird auch zunehmend als Ergänzung zu modernen Krebstherapien angewendet. Dieses Buch liefert erstmalig einen guten und umfassen-den Überblick. Jedes Nahrungsmittel wird nach TCM klassifiziert und kann nach Beschwerdebild und chinesischer Diagnostik individuell eingesetzt werden.

Alle, die auch während einer Krebserkrankung mit einfachen Mitteln aktiv die eigene Gesundheit und das Wohlbefinden ihrer Familie optimieren wollen, finden in diesem Buch hilfreiche Ratschläge. Die zahlreich illustrierten und leicht nachvollziehbaren Rezepte erleichtern das Nachkochen auch wenn man keinen exotischen Gaumen hat und „ganz normal" kochen will. Durch eine konsequente Ernährung nach TCM können viele Begleitmedikamente weggelassen werden, sowie die Lebensqualität und der Heilungserfolg verbessert werden.

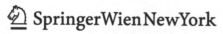 SpringerWienNewYork

P.O. Box 89, Sachsenplatz 4–6, 1201 Wien, Österreich, Fax +43.1.330 24 26, books@springer.at, **springer.at**
Haberstraße 7, 69126 Heidelberg, Deutschland, Fax +49.6221.345-4229, SDC-bookorder@springer.com, springer.com
P.O. Box 2485, Secaucus, NJ 07096-2485, USA, Fax +1.201.348-4505, service@springer-ny.com, springer.com
Preisänderungen und Irrtümer vorbehalten.

Printed in the United States
By Bookmasters